人工智能赋能中西医结合

主编 王春鸣　康　力
主审 施建蓉　宋海涛　牟　姗　王拥军

上海科学技术出版社

图书在版编目（CIP）数据

人工智能赋能中西医结合 / 王春鸣，康力主编.
上海 ： 上海科学技术出版社，2024. 9. -- ISBN 978-7
-5478-6767-9
Ⅰ. R4
中国国家版本馆CIP数据核字第2024R2L317号

人工智能赋能中西医结合

主编　王春鸣　康　力
主审　施建蓉　宋海涛　牟　姗　王拥军

上海世纪出版（集团）有限公司
上 海 科 学 技 术 出 版 社　出版、发行
（上海市闵行区号景路 159 弄 A 座 9F - 10F）
邮政编码 201101　　www. sstp. cn
上海普顺印刷包装有限公司印刷
开本 787×1092　1/16　印张 6.5
字数 90 千字
2024 年 9 月第 1 版　2024 年 9 月第 1 次印刷
ISBN 978 - 7 - 5478 - 6767 - 9/R·3074
定价：45.00 元

内容提要

近年来，以人工智能为代表的新技术革命给医学领域带来了重大变革。中西医结合医学是我国原创的医学学科，将人工智能等新技术与中西医结合深度融合，丰富和发展中西医结合医学学科，成为我国新时代医学创新和医疗卫生事业发展的重要组成部分。

本书从中西医结合的核心理念与方法出发，全面梳理了人工智能在医疗健康领域的最新进展，对机器学习、深度学习等前沿技术进行介绍，并探讨了中西医结合领域医疗健康大数据与人工智能结合的潜力。实际应用方面，详细介绍了人工智能在中医辨证施治智能化、中西医多模态数据融合、智能临床治疗和康复、智慧医疗管理、科研与教学等多个方面的广泛应用和创新实践。挑战与机遇方面，书中重点关注该领域在市场机会、政策支持、技术发展以及伦理法律方面的新动向，同时也探讨了基础数据规模限制、模型中中医思维体现不足、指标体系及算法标准难以建立等技术挑战。展望与建议方面，本书对中西医结合人工智能的未来发展前景进行畅想，并提出了确立全面诊疗标准、构建数据共享平台、加强产学研合作等九大行动建议，提供了中西医结合与人工智能深度融合的发展策略。

本书可供医学院校学生、中西医结合工作者、相关科研人员、高校和医院行政管理者以及卫生管理者参考使用。

编委会名单

主 编

王春鸣　康　力

副主编

温川飙　郭熙铜　周　毅　孙悦礼

沈　灏　王　争　沈　洁

主 审

施建蓉　宋海涛　牟　姗　王拥军

编 委

（按姓氏笔画排序）

于清扬　卫玉婷　马宇春　王天逸

王资凯　田宛京　刘玥辰　刘燕京

孙　丽　李雪薇　杨　浩　张　行

张　程　陈雨牵　周　莹　周文超

郝一鸣　施瑾欢　徐　纯　殷萌萌

龚　俊　楼　昀

前　言

　　在当前医疗健康领域迅速发展的大背景下，中西医结合的深入探索和应用，融合前沿的人工智能技术，正成为推动医疗创新和提升医疗服务水平的关键动力之一。这一趋势不仅反映了科技进步的需求，也体现了对传统医学价值的现代转化。将人工智能技术融入中西医结合的实践，可以更有效地融合两种医学体系的优势，实现更加精准、高效的疾病预防、诊断和治疗。在"健康中国"战略背景下，深入探讨中西医结合与人工智能的融合发展，具有重大的现实意义和长远的战略价值。

　　本书重点从中西医结合人工智能的技术及应用、挑战与机遇、展望与建议、治理等维度进行详细阐述，旨在为我国关键核心技术和产业发展提供参考，共同推动技术研发创新，促进行业高质量发展。技术及应用层面，以深度学习、自然语言处理为代表的人工智能技术飞速发展，在中西医结合的多个方向落地应用；挑战与机遇层面，全面分析中西医结合人工智能在商业市场、政策指引、国际合作、技术发展、法律伦理等方面面临的困难与良机；展望与建议层面，大胆畅想未来医学发展模式，围绕我国中西医结合人工智能产业发展提出九大行动建议。

　　本书在总结和梳理近年来人工智能赋能中西医结合的进展和成果的基础上，进一步提出今后人工智能与中西医结合的深度融合将聚焦信息感知处理、融合分析诊断、未来医疗场景三个方面，突出全面精确的信息获取，突出多源诊断信息的有效融合分析，突出智慧医疗全新模式和场所的探索。希望本书的出版，能够为我国中西医结合学科科学研究范式的创新、高水平复合型人才培养以及未来的发展方向等提供一定的参考和借鉴。

　　本书的编撰得到了中国中西医结合学会、上海市中西医结合学会、上海市中医药管理局、中国中西医结合学会智慧医疗专业委员会的支持和指导，得到了上海交通大学、上海交通大学医学院及附属医院、上海中医药大学及附属医院，以及两校共建的中医西医汇聚创新研究院、上海人工智能研究院等单位的帮助，他们提供了大量的第一手资料。本书编委会还特别邀请了施建蓉教授、宋海涛院长、牟姗教授和王拥军教授作为本书主审，他们对本书的整体结构和内容进行了审定和补充修改。在此，对本书撰写给予帮助的各位同仁表示感谢。

　　本书在编撰过程中参考了大量的文献，编制工作量、学科跨度较大，涉及的代表性创新成果较多，书中难免有疏漏，敬请广大读者不吝批评指正。

编　者

2024 年 6 月

目　录

中西医结合发展概述

中西医并重是我国卫生工作的基本方针，也是我国医药卫生事业的潜在特有优势。在过往的疫情防治实践中，中西医结合做出重要贡献。当前，全球范围内新发传染病频现，众多疑难重病、慢病亟待更有效的治疗方案，人民群众健康需求呈多样化增长，"健康中国"建设正持续全面推进；独特的时代背景赋予了中西医结合发展的必要性和紧迫性。

1.1 中西医结合的基本理念和方法

中西医结合是中华人民共和国成立后政府长期实行的方针，起始于临床实践，逐渐演变为有明确发展目标和独特方法论的学术体系。伴随学术界的不断深入探索与研究，中西医结合的概念愈加丰富：在研究初期阶段，中西医结合通常指用现代科学的知识、技术、方法来整理研究中医的理、法、方、药，取两种不同体系学术的优点与精华，将两种医学融汇或整合形成一个更完整的医疗体系，最终目的在于提高临床疗效。随着实践的深入，有学者将中西医结合分为诊疗技术、药物结合的兼容层次，中西医理论结合的互补层次，以及思维模式在哲学层面相融合的融合层次。有学者进一步指出，中西医结合的方法论是用现代医学技术解析中医理论和中药作用靶点，用中医整体观、个体化治疗理念指导现代医学实践，联合中药、西药多层次、多靶点阻断疾病病理生理的过程，其未来发展方向是具有中华民族原创思维的可量化、能重复、易推广、新的整合医学。

中西医结合的最终目标是"运用近代科学的知识和方法来整理和研究我国旧有的中医和中药，以便把中医中药的知识和西医西药的知识结合起来，创造中国统一的新医学、新药学"。

中西医结合的方式和途径主要有以下几个方面。

(1) 结合疾病防治的研究：包括在诊断上的病证结合、在治疗时的综合协调、在理论上的相互为用。病证结合是指运用西医诊断方法确定病名，同时进行中医辨证，作出分型和分期。从两种不同的医学角度审视疾病，既重视病因和局部病理改变，又全面考虑疾病过程中的整体反应及动态变化，并以此指导治疗。综合协调是指在治疗的不同环节按中西医各自的理论优选各自的疗法，不是简单的中药加西药，而是有机配合、互相补充，临床上往往能获得更高的疗效。理论上相互为用是指根据不同需要，或侧重以中医理论指导治疗，或侧重以西医理论指导治疗，或按中西医结合后形成的新理论指导治疗。

(2) 结合中西医诊断方法的研究：基于西医学和现代科学方法研究中医四诊，或创造全新的诊法，便于中医四诊实现客观化、仪器化和规范化。

(3) 结合中医治法治则的研究：主要集中于对活血化瘀、清热解毒、通里攻下、补气养血、扶正固本等治则的研究。在肯定疗效的基础上，明确用药规律，筛选方药，进而对适用该治则的有关方药进行药理作用、成分、配伍机制的实验研究，之后将所得结论于临床试验中验证。

(4) 结合中医学理论基础的研究：从西医角度去探索如阴阳学说、气血学说的中医学基础理论研究。先以临床为根据确定研究对象的特征，之后通过建立中医理论的动物模型或动物疾病模型以寻找中西医理论上的结合点。

(5) 结合方剂药物的研究：用西医理论和方法，对传统方剂的作用加以说明。将医药结合，临床与实验结合，单味药物研究与复方研究结合。

(6) 结合针灸及经络的研究：通过结合中医经络学说和西医解剖学、神经科学等相关知识，系统研究经络分布、针灸治疗机制、针灸对神经系统和内脏器官影响等方面的科学问题。

1.2　中西医结合的发展历程

中西医结合大体经历了以下 3 个发展阶段。

（1）**临床与实验研究开创阶段（20 世纪 50 年代至 70 年代）**：临床各学科陆续开展中西医结合防治研究，全面显示出中西医结合的优势。在临床上主要采用辨证分型的方式分析疾病，并开展相应的实验研究，出现如针刺麻醉、中西医结合治疗骨折和急腹症等方面的研究成果。

（2）**临床研究与基础研究深化发展阶段（20 世纪 80 年代）**：充分运用现代科技方法以系统开展临床与实验相结合的研究，并在中西医结合的基础理论研究、中药新药开发及剂型改革创新研究、病证结合诊断及宏观辨证与微观辨证相结合研究等方面取得重大进展。同时陆续创办中西医结合医院、研究所等机构，逐渐形成了中西医结合临床与基础研究的基地。

（3）**中西医结合学科的建设发展阶段（20 世纪 90 年代至今）**：国内一系列学位相关的规定，进一步促进了中西医结合学科建设，视其为该领域的主要发展方向和历史任务。如 1982 年国务院学位委员会将"中西医结合"设置为一级学科，招收中西医结合研究生；1992 年国家标准《学科分类与代码》将"中西医结合医学"设置为一门新学科。

回顾中西医结合的发展历程，中西医结合日渐普及深入，结合形式在交叉兼容、中西互补、结合创新的基础上更加多样化。

1.3　当前主要实践和挑战

在临床实践方面，中西医结合所涉及的领域非常广泛，涵盖临床各科如内科、外科、妇产科、儿科等的常见病和多发病。通过引入临床循证医学的思维和方法，中医和西医在诊断标准、疗效评估标准等方面达到互相参照，出现了大量临床研究成果。以中西医结合的外科研究为例，在尿石症、肾移植术后防治排异、胆石症和胆系感染、急性胰腺炎等疾病治疗中进行相关机制的研究，不仅提高了疗效，而且探索总结了中西医结合在该类外科疾病中的应用规律,显示了我国外科中西医结合的特色优势。

在过去的 60 多年里,中西医结合在科学及临床研究方面取得了有效进展,已逐渐成为我国医药卫生事业的重要组成部分,成为全面推进"健康中国"建设的中坚力量,然而中西医结合领域仍面临一些困难和挑战。

首先,保障中西医结合领域发展的制度尚未健全。当前,我国尚未出台系统明确的中西医结合法规和制度,相关政策过时或缺乏对时代的考究,难以满足中西医结合行业的发展要求。

其次,中西医结合在医疗、保健、科研、教育、产业、文化等领域的发展不均衡,需要相关行业组织发挥引领带头作用,促成医疗机构中中西医疗人员的协作,在健康维护、疾病预防等方面整合中西医结合的理念,呼吁更多中西医结合的科研项目和资源以支持发展,培养更多中西医结合方向的专业人才,推动中西医结合在制药和医疗设备领域的创新和产业落地,通过更多宣传教育以提高公众对该领域的认知和理解。

最后,中西医结合的创新水平相对较低,对中医药发展规律和经验总结不够深入系统,在药物研发、治疗方法和医疗技术等方面的自主创新能力有待提高,科研成果的转化进程缓慢。

人工智能医疗的最新进展与趋势

人工智能(artificial intelligence，AI)是研究和开发用于模拟、延伸和扩展人的智能的理论、方法和技术及应用系统的一门新的技术科学。从 20 世纪 70 年代初始，人工智能开始应用于医学领域，用于辅助临床诊断、大数据分析、治疗方案规划等多个应用场景。在诊断方面，人工智能技术可通过数据分析、深度学习等算法实现图像识别和影像分析，辅助医生进行病情诊断；在治疗方面，人工智能技术可为医疗行业带来更加安全有效的治疗方案；在康复预防方面，人工智能技术可通过数据分析和算法实时监测人体健康状况，甚至制定个性化的康养方案和疾病预防措施。

2.1　人工智能医疗技术创新

2.1.1　机器学习与深度学习

机器学习的主要工作是模式识别与规律总结，例如针对某种疾病识别患病人群与非患病人群的区别。其核心任务之一就是通过从大量数据中学习，识别出数据中的模式和规律，以便对新的数据进行预测或分类，并通过模型参数的不断调整以改进模型的准确性、泛化能力和对未知数据的处理能力，得到更加精准的预测结果。

作为机器学习领域的新兴研究方向，深度学习更加接近于人工智能。深度学习旨在建立、模拟人脑进行分析学习的神经网络，通过模仿人脑的作用机制以解释

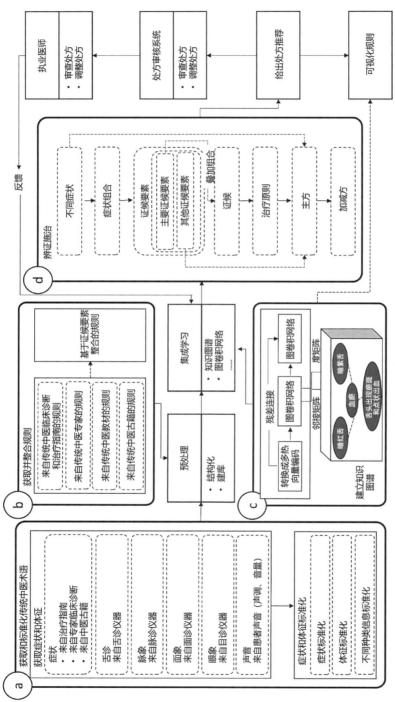

图 2-1　中西医结合人工智能模型设计路线

注释：（a）中医术语获取和标准化。获取与症状相关的术语信息，包括舌诊、脉诊、面诊、目诊、声音等患者人口学信息，对数据进行标注，完成数据标准化；（b）获取中医诊疗规则。从诊疗指南、教材、古籍中获取中医诊疗规则，不同来源的规则通过证候要素进行关联整合；（c）构建知识图谱并可视化。以构建卷积网络和知识组成知识图谱，通过加权求和对权重进行卷积操作，得到加权卷积规则，识别诊疗规则；（d）整合不同来源的诊疗规则，得到标准化证候要素，并输出处方。以标准化的症状作为模型输入层，首先判断与其对应的证候要素形成候选证候，通过叠加组合证候要素，通过证候与治疗方法的对应关系判断，症状和证候要素和症状组合，证候要素之间的相关性组成证候图谱输出界，从而定疾病的诊疗分界，从特定疾病的诊疗指南中获取证候要素，并与证候要素进行关联，首先判断与其对应的证候要素形成证候，并输出处方。

来源：改编自 WANG J, DUAN L, LI H, et al. Construction of an artificial intelligence traditional Chinese medicine diagnosis and treatment model based on syndrome elements and small-sample data [J]. Engineering, 2022, 8: 29–32. 上海人工智能研究院整理

各类数据如图像、声音和文本,已广泛应用于计算机视觉(computer vision,CV)、语音识别、自然语言处理(natural language processing,NLP)、生物信息学等领域,并取得了卓越的成果。

借助中医药与计算机人工智能技术及精密仪器制造技术的多学科交叉融合,可采用深度学习方法对中医望诊、问诊、闻诊、脉诊等多种诊断信息进行整合建模,以模拟人脑多诊合参的过程,实现对不同健康状态、不同证候人群的分类诊断(见图 2-1)。多诊合参的智能化、客观化一直是中医诊断学的重要发展目标,将为中医智能化辅助诊断与远程诊疗提供有力支持,同时也展示了人工智能在中医药领域的进一步拓展应用,为人工智能与传统中医药学的交叉融合与应用起到示范作用。

2.1.2 自然语言处理

医疗领域产生了大量的文本资料如病历记录、医学文献、临床指南等。这些文本数据蕴含丰富的临床见解和规律,但由于其具有非结构化和多样化的特征,很难直接应用于医疗决策和科学研究。如何从大规模医疗文本数据中自动提取并整合知识是目前一个重要的研究方向。

自然语言处理是一门涵盖计算机科学、人工智能和语言学领域知识的科学,旨在弥补人类语言与计算机语言之间的差距,使计算机能够理解、解释并操作以自然语言表达的指令。运用自然语言处理技术来处理和分析医疗文本,可以实现对医疗知识的自动化提取、智能化的决策支持,将进一步促进医疗领域的发展。

病历记录、医学文献等文本中存在实体和关系信息,通过使用词性标注、关系抽取和命名实体识别等技术,可自动抽取出这些实体和关系信息,并用于知识图谱的构建和更新。基于上述的自然语言处理技术和知识图谱,可构建智能问答系统,应用于患者咨询和教育、文献检索、药物信息查询、临床决策支持等各类场景,使用户获得准确和个性化的医疗信息(见图 2-2)。

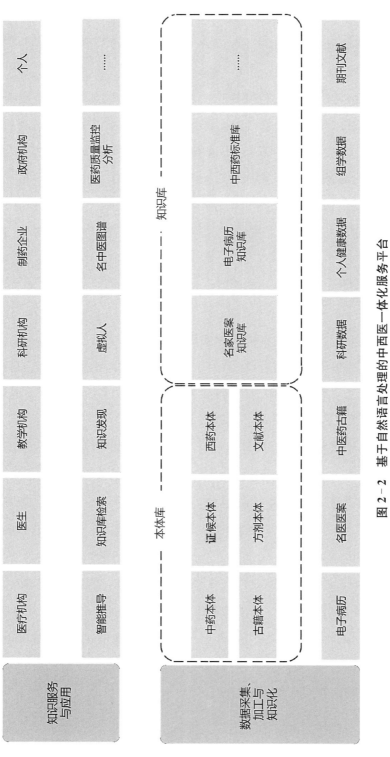

图 2 - 2　基于自然语言处理的中西医一体化服务平台

来源：改编自北京大学重庆大数据研究院智慧中医药一体化服务平台，上海人工智能研究院整理

2.2 个性化医疗和精准医疗的崛起

精准医疗,是在循证医学的基础上结合多组学等前沿技术,致力于对大样本人群的内在因素(基因特征)和外在因素(环境特征、生活方式)进行深入分析和研究,以寻找疾病病因和治疗靶点(见图 2-3)。在此过程中,将疾病进行精准分类,最终推出个性化、定制化、精准化的诊疗方案。

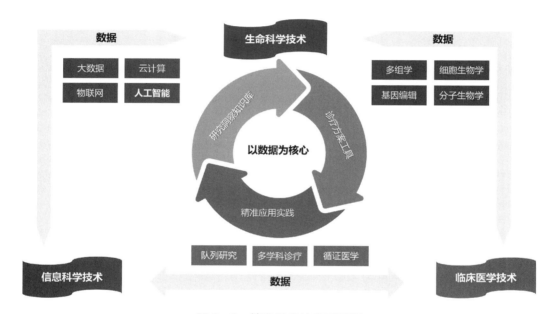

图 2-3 精准医疗的底层逻辑

来源：头豹研究院,上海人工智能研究院整理

精准医疗的发展历程主要经历以下几个阶段。

(1) **萌芽期**(1990 年代末至 2000 年代初):主要以基因组学为基础,通过启动并完成人类基因组计划,为理解基因对健康和疾病的影响奠定了基础。

(2) **技术发展期**(2000 年代中期至 2010 年代初):下一代测序技术的出现极大地提高了基因测序的速度和准确性;同时,群体遗传学研究揭示了复杂疾病的遗传背景。

(3) **应用扩展期**(2010 年代初至 2020 年代初):生物标志物的开发和应用,使精准医疗的应用场景逐渐拓展到临床,例如肿瘤学和罕见病的治疗。

（4）数据驱动期（2020 年代初至今）：由于大数据和人工智能技术发展,机器学习和深度学习在疾病诊断、治疗规划和药物开发中的应用日益精进,医疗决策和治疗方法向更加高效、个性化的方向发展。

人工智能在精准医疗中扮演至关重要的角色。利用人工智能技术,对海量、冗杂的生物医学大数据进行生物标记物的分析与鉴定、验证与应用,从而精确找到疾病原因和治疗靶点,对一种疾病的不同状态和过程进行准确分类,最终实现对于疾病和特定患者进行个性化精准治疗的目的,提高疾病诊治与预防的效果。

2.3　医疗健康大数据与人工智能的深度融合

2.3.1　医疗健康大数据的内涵

医疗健康大数据是指规模极大的医疗健康数据集,其规模远远超出传统数据库软件工具所能获取、存储、管理及分析的能力范围。医疗健康大数据具有五大特点:数据体量巨大、数据类型多样、数据来源广泛、数据变化迅速、应用潜力高。如能实现及时获取、妥善储存并有效分析,将对医疗从业者、患者、医疗研究机构、制药企业等多方利益相关者产生深远的影响,包括改善患者生活方式、提高医院诊断治疗效率和医疗服务质量,甚至优化整个医疗运营体系。

2.3.2　医疗健康大数据发展现状

近年来,大数据和人工智能技术的快速发展以及新冠病毒感染疫情的暴发,为医疗健康大数据行业奠定了基础:随着医疗信息化的推进,医疗健康大数据的数据源日益多样化,从实验室端的生物信息、基因组学、医学影像数据,到医院端的临床医疗、健康管理记录,再到企业端的医药销售数据,这些数据源为医疗健康大数据的建设提供了更多的信息来源;有赖于云计算和大数据技术的发展,医疗健康大数据的规模不断增加,有助于挖掘更多潜在的医学规律;伴随数据采集和管理标准的改进,医疗健康大数据的质量逐渐提高,便于进行更准确的数据分析和决策;同时,大数据共享和合作数量日益增加,不同医疗机构和研究团队之间的数据资源共享促进了更多跨领域的医疗研究合作。

根据医疗行业产业发展的周期性规律,国内医疗健康大数据已经历萌芽期与启动期,目前处于高速发展时期,未来仍然具备广阔的发展前景。

(1) 萌芽期(2006—2014 年):由 Apache 软件基金会于 2006 年发起的 Hadoop 项目被认为是大数据行业发展的开端,旨在解决大规模数据的存储和处理问题。随着时间推移,大数据概念日渐成熟。与此同时,医疗健康大数据在全球范围内开始发展,为我国该行业的发展奠定了技术基础。

(2) 启动期(2014—2015 年):接近 10 年的数据积累使健康医疗领域具备一定的数据基础,医疗健康大数据行业也随之进入启动期。

(3) 高速发展期(2015 年至今):我国发布了《促进大数据发展行动纲要》,明确指出要发展医疗健康服务大数据,建设医疗健康管理和服务大数据应用体系。医疗健康大数据上升为国家战略,进入高速发展阶段。伴随相关政策的日益完善和技术的不断进步,未来医疗健康大数据行业将朝着更成熟的方向迈进。

2.3.3 医疗健康大数据与人工智能

医疗健康大数据与人工智能的结合是当前医学领域的一个重要发展趋势。人工智能技术可赋能医疗健康大数据的多个数据处理阶段,提供更加精确、高效和个性化的医疗服务(见图 2 - 4)。

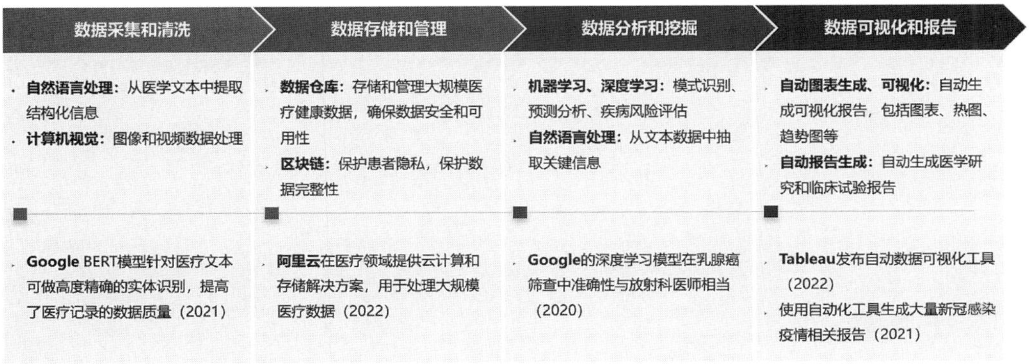

数据采集和清洗	数据存储和管理	数据分析和挖掘	数据可视化和报告
· **自然语言处理**:从医学文本中提取结构化信息 · **计算机视觉**:图像和视频数据处理	· **数据仓库**:存储和管理大规模医疗健康数据,确保数据安全和可用性 · **区块链**:保护患者隐私,保护数据完整性	· **机器学习、深度学习**:模式识别、预测分析、疾病风险评估 · **自然语言处理**:从文本数据中抽取关键信息	· **自动图表生成、可视化**:自动生成可视化报告,包括图表、热图、趋势图等 · **自动报告生成**:自动生成医学研究和临床试验报告
· **Google** BERT模型针对医疗文本可做高度精确的实体识别,提高了医疗记录的数据质量 (2021)	· **阿里云**在医疗领域提供云计算和存储解决方案,用于处理大规模医疗数据 (2022)	· **Google**的深度学习模型在乳腺癌筛查中准确性与放射科医师相当 (2020)	· **Tableau**发布自动数据可视化工具 (2022) · 使用自动化工具生成大量新冠感染疫情相关报告 (2021)

图 2 - 4 人工智能应用于医疗健康大数据的常见阶段与方法

来源:上海人工智能研究院整理

在数据采集和清洗阶段,常见的人工智能方法包括自然语言处理、计算机视觉、文本挖掘等。其中自然语言处理用于从医疗记录中提取关键信息,计算机视觉用于图像识别和分析,文本挖掘用于从文本数据中获取有价值的医学信息。

在数据存储和管理阶段,常见的人工智能方法包括数据仓库、区块链等。其中数据仓库用于存储和管理大规模医疗健康数据,以确保数据安全和可用性,区块链用于保护患者隐私,防止数据泄露。

在数据分析和挖掘阶段,常见的人工智能方法包括机器学习、深度学习、自然语言处理等。利用机器学习和深度学习算法来分析医疗数据,以发现潜在的模式、趋势,用于医疗诊断和决策支持。

在数据可视化和报告阶段,常见的人工智能方法包括自动图表生成、数据驱动的可视化、自动报告生成等。其中自动图表生成和数据驱动的可视化通过生成可视化报告,帮助医疗专业人员更好地理解和分析大数据,减少绘制图表及撰写报告的时间。

3

中西医结合人工智能的应用

3.1　中医辨证施治

辨证是中医认识疾病的基本原则,是中医对疾病的一种特殊的研究和处理方法,也是中医学区别于其他医学的重要特征。证候是疾病过程中一定阶段的病位、病因、病性、病势及机体抗病能力的强弱等有机联系的反应状态,表现为临床可被观察到的症状、体征等。早在东汉时期的《伤寒论》中记载"观其脉证,知犯何逆,随证治之",强调了"证"在疾病诊疗过程中的重要性。辨证是中医诊疗过程中的关键环节,对治疗方案乃至治疗效果有决定性的影响。

中医数字化辨证一直都是人工智能在中医领域的热点研究课题。近 40 年来,我国先后研制出数百种辅助辨证的智能系统,包括专家系统、智能诊断系统、辅助诊疗系统等,也尝试了基于知识图谱开展中医数字辨证知识表示与推理研究。近年来,利用深度学习模型研究中医辨证论治成为热门,在复杂症状中提取、归纳中医证型,分析症状、证型之间潜在的关联规则等方面均取得了一定成果。

中医健康数据和治未病的智能化进程是基于人工智能技术、算法、模型的不断发展成熟,借助人工智能,我们看到了中医健康数据和治未病在辅助中医临床、帮助更多人获得健康方面的更多可能。

中医临床的核心是辨证,辨证离不开客观化的数据,辨证智能化亦然。辨证的基础是通过望、闻、问、切四诊收集的客观化数据,数据客观化是中医一直以来的一个短板,尤其是舌象和脉象缺乏确切的客观标准。因此,舌诊、脉诊等关键技术的突破是辨证智能化发展的基础。

3.1.1 望诊智能化

3.1.1.1 舌诊智能化

舌诊是望诊的关键,舌诊智能化经历了早期的非计算机图像识别技术到计算机图像识别技术的转折。20世纪80年代初期,许多中医和其他学科的研究人员对舌诊客观化是从舌色为突破口和主要研究内容,方法主要分测定法和比较法。测定法包括荧光法、光电转换法、光谱光度法,定量指标精确,但仪器、操作等较为复杂;比较法包括舌诊比色板、图像摄像识别法,操作简捷、实用性强,但主观性强、量化指标不精确。测定法和比较法属于非计算机图像识别技术,不能严格区分舌体和舌苔二者的颜色,多数以舌尖、舌边代表舌体,舌中代表舌苔来表示。

3.1.1.2 目诊智能化

目诊装备采用白睛无影成像技术,完成人眼双目四方位全景无影成像,基于大规模眼象数据,利用特征选择、信息融合和深度学习算法识别眼部颜色和形状特征,与人体疾病及健康状态进行关联分析。基于目诊装备建立的糖尿病预警模型,在重庆、辽宁和云南等地已完成18万人的糖尿病风险筛查。

3.1.1.3 其他

望诊还包括望面色、望神等重要的望诊内容。然而望诊诊法具有复杂性,且计算机相关技术尚未完全成熟,有些问题有待进一步探讨和解决,包括望眼神、望面部色泽的算法模型精确性尚缺,技术也难以实现望诊信息的有效转化。此外,面部的图像信息涉及个人隐私,易触发伦理纠纷、肖像权纠纷等问题,望诊的全面实施受到局限。

3.1.2 闻诊智能化

闻诊是通过听声音和嗅气味以了解健康状况,得到患者信息以进行疾病诊疗的方法。早在《黄帝内经》中已有根据听声来诊疗疾病的记载。声诊客观化研究中常见的语音提取方式主要分为选择元音与选择字句两种。研究对象除语音外,还有咳嗽、呼吸、啼哭、呻吟等,寻找一些具有语音共性与共同特性的非语音声音特征参数是声诊客观化研究的重要探索方向。

闻诊分为声诊和嗅诊两类,通常通过声音或气味信号的收集、预处理、特征提取和病理诊断四个方面进行研究,并进行智能化听诊仪与嗅诊仪研发。闻诊的智能化研究目前主要处于学术理论研究阶段。中医声诊一般要求受试者在 30 分贝或 45 分贝以下的环境中进行指定的语句或音节的发声,实验人员利用专业的录音设备采集这些声音信号,对采集到的信息进行降噪、采样和音频特征的提取,最终获得具有一致性低噪声的声音信息,通过建模分析进行病理诊断。尽管智能声诊所需硬件设备不太复杂,但由于一方面缺少智能声诊的相关标准和指导,另一方面声诊技术的研发相对现代医学仍稍落后,导致目前我国智能声诊仪较为缺乏。目前成熟的单独存在的声诊仪或声诊系统较少,声诊通常以组件方式集成在四诊仪和闻诊仪中。嗅诊则指通过模拟嗅觉并分辨患者身体气味与病室气味以诊察疾病的方法,智能嗅诊过程与人类闻气味过程近似,因此嗅诊设备也通常被称为电子鼻。现有智能嗅诊技术多分析患者的口腔呼气,其过程主要包括气体取样、气体成分分析和疾病诊断三个步骤。目前国内中医嗅诊仪和相关技术成果较少,国外学者则将辨识气味智能技术主要用于哮喘、癌症、肺结核等多类疾病的诊断。

3.1.3　问诊智能化

问诊是患者或其家属接受医生有方向性的询问,以了解患者的日常生活健康状态为目的,从而了解病情的一种手段。问诊系统可以提供高效、便捷的中医问诊服务,通常包含输入/输出设备和智能诊断模型两个部分,其呈现载体包括智能手机、电脑网页等。技术实现上主要分为患者症状量化、智能诊断两个步骤,前者提取患者证候特征,后者根据特征对其病症进行识别或分类。现在中医问诊模型不断增多,如聚类分析及概率论原理、多标记学习和深度学习算法等,有研究团队研制的数字化中医问诊系统取得了较大突破,但中医问诊系统的模型在标准化、整体思维、灵活智能方面仍需努力。

3.1.4 脉诊智能化

脉诊是最具中医特色的诊法,由于人体血脉与心脏直接相关联,而心主血、主神,管理一身之气血运行,机体的阴阳、脏腑偏颇最先反映于心脏的运行和脉管的搏动,因此切脉能够直接感知机体内部脏腑精气和气血运行,具有实时性和无创性,脉诊往往作为病情辨证的最后依据或最主要依据。

脉诊在操作过程中,较为依赖实践经验,因此医者的主观性易于影响诊疗结果,不利于交流学习和重复研究,极大限制了中医脉学诊断的发展,所以脉诊客观化、智能化是脉诊发展的必然趋势。脉诊的智能化主要通过对桡动脉脉搏波的研究来研制脉诊仪(见图3-1)。脉诊仪通过采集脉象信息并进行分析、处理,得出客观定量指标,是描记脉象的主要仪器。目前在技术层面,将脉象的时域特征、频域特征相结合,通过小波分析法进行分析处理,同时根据基于反向传播神经网络(back-propagation neural network)的模型对脉象进行识别,提高了识别的速度和正确率。或通过递归图和卷积神经网络(convolutional neural networks,CNN)对脉象进行研究,通过构建脉象分类模型,将脉诊信号转换为无阈值递归图,提高了分类准确性。但脉诊结果距离客观化、标准化仍有一定差距。

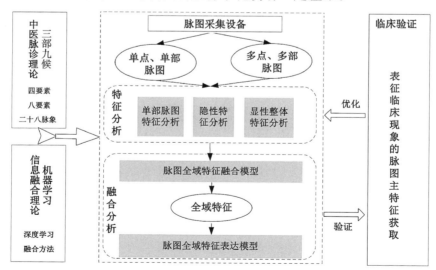

图3-1 中医脉象智能分析模式

来源:中医脉象智能分析方法研究述评

3.2 中西医多模态数据融合

坚持中医药原创思维,开展中西医思维和现代人工智能关键技术转化,中医诊断方面重点攻克表征参数信息智能采集技术、多源异构信息处理技术、健康状态辨识技术、疾病风险预警技术 4 项关键核心技术,构建以健康状态为核心且涵盖生命全周期的健康状态辨识理论体系。加强传感器、图像分析、人工智能、大数据、互联网等多学科前沿技术与中医药的深度交叉融合(见图 3-2),依据系统工程原理,构建从参数采集、分类标准、模型识别为一体的诊断关键技术。

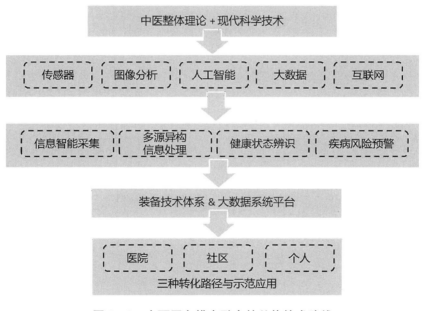

图 3-2 中西医多模态融合的总体技术路线

来源:中医西医汇聚创新研究院整理

3.2.1 表征参数信息智能采集

传感器技术包括智能化、可穿戴设备以及非接触式诊断单元,还应包括传统中医望、闻、问、切四诊技术装备以及基于现代疾病谱研究的技术装备。传统四诊技术装备已在下述表格体现(见表 3-1),现代疾病谱研究的技术装备也应作为研发主要内容,如辅助诊断过敏性鼻炎的鼻黏膜辨证诊断贴片;辅助哮喘病位诊断的气流辨证分析仪;辅助诊断肠道疾病(大肠癌等)的肠镜辨证诊断仪等。

表 3－1　中医诊断的核心技术及关键设备

诊断方法	核心技术	关键设备	概　　述
望诊	智能感知技术	智能感知"望诊设备"	结合人工智能技术、无线传感技术综合评估面部、舌象、目色状态,进行定量分析,适应动态远程采集分析
闻诊	智能声音识别技术	闻诊仪	声音参数量化与模型分析的诊断仪器
	气味传感器技术	中医电子鼻	微量气味辨识设备,用于疾病诊断与预防的气味诊断设备
问诊	自然语言处理技术、机器学习、人工智能	智能问诊仪	集成人工智能技术的现代化中医诊断工具。例如利用图像识别技术分析患者舌象、面色等视觉信息;利用语音识别技术收集患者声音特征;利用自然语言处理技术,与患者进行互动问答并收集症状信息
切诊	传感器、图像分析技术	脉诊仪	以中医切诊为基础,利用现代科技手段实现脉象信息采集、处理、分析
集成化设备研究	传感器、信号处理、机器学习、物联网技术	可穿戴动态脉诊仪	以中医切诊为基础,利用现代科技手段,实现动态脉象采集
		中医四诊仪	提供中医诊断信息客观采集、分析、定性与定量相结合的状态辨识(包含体质)
		高端智能中医诊疗设备	通过集合多源数据,智能处理,分析得出个体健康状态,生成状态评估报告,实现对人体健康状态实时、动态、整体地把握,具有可重复、可测量、可评价、全覆盖四大特点,实现全方位、生命全周期的健康服务
	智能感知技术	无接触式诊断单元	实现无接触式的健康状态表征参数的采集与分析,从而判断人体健康状态
		数字"中医人"	以中医理论为基础,利用人工智能、大数据技术手段,满足中医教学应用的仪器设备

来源:中医西医汇聚创新研究院整理

智能感知技术是基于生物特征、以对自然语言和动态图像的理解为基础,"以人为中心"的智能信息处理和控制技术。中文信息处理,目前主要应用于生物特征识别和智能交通领域,将其嫁接到中医诊断领域,通过非接触式智能感知设备,动态采集人体的影像资料,根据图像分析原理进行辨识;并利用医疗机构的信息互联互通、共享共用,快速获取个体人的健康状态,进行既往资料与现下情况的双重判断,做到全程、动态、个性化地把握状态。

3.2.2 多源异构信息标准化处理

作为中医诊断核心共性技术之一,多源异构信息处理旨在实现四诊信息集成。传统中医诊断讲究四诊合参,因为通过四诊采集而来的信息有时会出现自相矛盾,这时就需要四诊合参来分清先后主次。解决四诊信息多源异构的最重要途径就是让四诊信息变成相同的语言,可以互用、互相叠加的语言,即中医状态要素。通过四诊信息在中医状态要素的分值系统,使四诊信息有统一的标准,在此基础上综合四诊信息,即四诊合参。

3.2.3 健康状态辨识

通过状态辨识系统,运用模型算法使健康状态转化为量化指标,从而实现健康状态的可测量、可评价、可重复和个性化。并通过研究融合多源异构大数据的中医辨证论治分析模型和方法,实现构建类人认知体系架构和思维。

3.2.4 疾病风险预警

通过把中医诊断学原理与现代临床流行病学研究相结合,在状态辨识基础上,建立状态与疾病相关的模型,构建风险预警系统,涵盖"未病、欲病、已病、病后"等不同阶段,使得中医的疾病风险预警更具整体性、全面性和个性化特点,为全方位、生命全过程的健康服务提供技术支撑(见图3-3)。

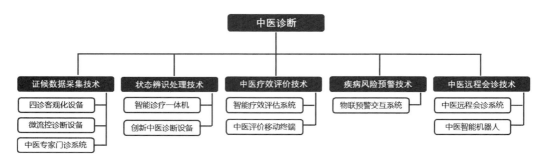

图 3-3 常见智能中医诊断技术

来源：中医西医汇聚创新研究院整理

3.3 中西医临床治疗和康复的数智升级

推出支撑中医临床和健康产业的中医智能诊疗、康复、预防保健设备，支持智能化、便携化、标准化的中医健康数据采集设备，研发新型中医关键设备，如中医机器人、可穿戴设备、无接触式诊断单元。设备具有信息采集、存储、智能分析、远程诊疗等功能。通过将个体状态数据传输到云端，从而辅助医生对疾病进行诊断并给出个性化治疗建议。

3.3.1 中医手法仿生机械模拟技术

手法治疗是中医特色适宜技术的治疗手段之一，也是广大患者易于接受和选择的疗法。开展中医手法治疗设备的研发，实现手法治疗的精细化、个性化、标准化、智能化是该项目研究的重要内容。随着传统机械学、传感技术、生物医学、智能控制技术、计算机技术及其他新兴技术的迅速发展，促进了医用领域设备的自动化和机器人化。

治疗手法研究是国内外非药物疗法研究的热点，放松类手法（mobilization）可以通过机械代替，如为解决推拿科医生长时间进行手法操作导致的疲劳和疗效下降等问题，多位研究者开展了推拿手法机械臂、机器人等研究和探索，从而减轻临床医师负担，提高诊疗效率。而扳动类复位手法（manipulation）属于技巧性操作，传统教学依靠口传心授或口传手授的方式,具有学习效率低下,学习曲线较长,且初学者操作安全性差等问题。手法机器人的关键技术在于:操作部位的生物力学特性、手法机器人体系结构及构型、安全性能、应用试验。研发可辅助临床医生或独立开展推拿按摩治疗的机器人以及手法教学培训装备,具有积极意义和医学价值。

3.3.2　针灸治疗与影像温控综合应用关键技术

中医针灸具有协调阴阳、扶正祛邪和疏通经络等作用,由于其具有起效快、范围广、副作用小等特点,在临床上应用范围极其广泛,临床研究表明针灸有效适用病症近 200 种。近年来,国内外影像学领域取得了快速发展。临床医生利用较好的医学影像学手段和新兴的分子影像学手段,使得针刺(针刀)的精准定位操作成为可能。在临床治疗领域,尤其是中医有创操作技术方面应用较少,推广相对滞后。针刺治疗的关键技术在于:医学图像预处理、医学图像三维重建可视化及医学图像配准算法。国内目前尚无针对临床的可视化针刺的可视化软件系统,因此亟需利用当前先进的医学影像设备和技术,将计算机图形学和图像处理技术应用到中医有创医学中,为其提供一套强大的软件分析、处理系统,实现有创操作的病灶分析和路径导航。

艾灸是用艾叶制成的艾灸材料产生的艾热刺激体表穴位或特定部位,通过激发经气的活动来调整人体紊乱的生理生化功能,从而达到防病治病目的的一种治疗方法。针对目前艾灸治疗的两个关键问题——温度调节与控制以及如何进行便携性佩戴,已有较完整的解决方案:在温控技术中,运用远红外摄取技术结合中医经络学穴位原理,表现出显著的温控效应和共振效应,易被物体吸收并转化为物体的内能。可促进和改善血液循环,增强新陈代谢,提高人体免疫功能,达到消炎、消肿、镇痛的作用。

3.3.3　医学影像辅助中医外治关键技术

利用经典的医学影像学手段和新兴的分子影像学手段,使得针灸、针刀、扳法、指压等中医外治法机制研究成为可能。将现代影像学技术、可视技术应用于中医,开发对于经络、穴位、阴阳、虚实、寒热等的中医概念可视化、自动化、可比对的一系列现代中医治疗仪器与设备,必将使中医诊疗实现突破性提升,也可实现中医经验的传承与积累,为疾病治疗提供更有力的支持。

分子影像技术,包括磁共振成像(magnetic resonance imaging,MRI)、正电子发射断层扫描(positron emission tomography,PET)、光学成像设备等,可显示组织水平、细胞和亚细胞水平的特定分子,反映活体状态下分子水平变化,对其生物学行为在影像方面进行定性和定量研究。通过经典医学影像技术如计算机断层扫描(computed tomography,CT)、MRI、超声成像等作为辅助,可在系统层面显示解剖结构、生理功能等物质态、功能态的终效应,实时显示局部外治过程中的宏观和微观变化。基于此,治疗机制研究将取得进一步突破,同时中医外治也将在微观尺度更加精准。

3.3.4 虚拟现实智能导引康复关键技术

针对病患肢体康复治疗需求,通过传感信息采集技术,临床采集患者在进行康复治疗过程中的力学、位姿反馈信息,监测患者的康复程度,获得康复治疗方案与患者回复程度的映射关系,建立康复治疗专家知识库,为个性化定制治疗提供大数据资源。利用虚拟现实技术,针对患者在康复治疗过程中的腿部、手部等肢体运动,开发蹬车、划船等拟实环境,使患者摆脱因长期处于康复现场而产生的压抑情绪。针对偏瘫、截瘫等病患不同肢体的康复需求,开展康复治疗平台的模块化设计,实现治疗平台上机械接口、电气接口、软件接口的标准化,为患者肢体康复治疗方案提供多种选择。

同时,研发一系列基于虚拟现实的可穿戴康复设备。使用者在有保护的装置中,通过输入设备(如数据手套、动作捕捉仪)把太极拳、五禽戏、八段锦等传统功法动作传入计算机,并从输出反馈设备得到视觉、听觉或触觉等多种感官反馈,最终达到最大限度地使患者恢复部分或全部机体功能的目的。这种训练方法,不但大大节约了训练的人力物力,而且有效增加了治疗的趣味性,激发了患者参与治疗的积极性,变被动治疗为主动治疗,提高治疗的效率。

3.3.5 智能化多功能数显拔罐康复仪

拔罐法是指用排除罐、筒或杯内空气的方法产生负压,使其吸附于体表的方法,在体表产生负压区,以加快该区域的血液和组织液流动,起到放松肌肉和缓解疼痛的作用。目前拔罐治疗在欧美国家的运动员中得到越来越广泛的应用与认可。传统拔火罐是利用真空的负压作用于人体,起到温通经络、扶正祛邪、行气活血、祛湿逐寒、散瘀消肿止痛的作用。

但国内广泛应用的拔火罐疗法也时常会出现事故报道,比如留罐时间过长引起局部皮肤出水疱、皮肤破损感染等。未来应集合当前市场上各种拔火罐的优点并扬弃其缺点,引入现代电子数显、加热恒温、可控真空度、可控磁场、自动化控制等多种技术与功能于一体,研制集智能化、多功能、温控、真空、磁场、数显、自动化为一体的新型拔罐康复仪。

3.3.6 中医药真实世界与大数据挖掘

在现代医学研究领域,真实世界研究(real-world study,RWS)至关重要,是收集与分析真实世界数据(real-world data,RWD)以形成有价值的真实世界证据(real-world evidence,RWE)的临床研究方法,通过从日常临床实践中提取数据以补充随机对照试验(randomized controlled trials,RCT)的局限性,从而提供更加全面实用的医疗见解。中医药特色真实世界临床研究尚处于起步阶段,面临数据质量低、数据中存在混杂因素、复杂数据结构难以处理等若干挑战。大力开展中医药特色真实世界临床研究已成为中医药高质量发展的当务之急,提高其质量和价值问题亟待解决。

数据科学和人工智能技术的进步为RWD的复杂数据类型与结构的分析处理提供了技术基础,进而在临床研究方面形成了诸多创新性成果,例如结合人工智能与RWD的癌症纳排标准自适应调整方法显著促进了临床研究试验的效率,新型的因果学习模型,从RWD中提取可靠的因果关系临床证据变为可能。

构建中医智能采集过程数字化,建立中医大数据汇集、存储与管理利用的综合平台,形成中医药大数据资源库与中医药知识库,建立中医药数字信息的标准与规范,需要研发中医药大数据挖掘和知识发现的关键技术。通过建立中医健康信息采集共性技术平台及云计算,形成云端化、智慧化、国际化中医大数据系统,对存储于云端的中医数据进行分析、整合,并借助可穿戴设备、手机等智慧终端,实现中医大数据的实时互联互通,实现对人的健康状态的实时、动态把握,从而建立中医国际化健康服务的优势。

3.4 中医智能医疗机器人

医疗机器人是指在医院、诊所、康复中心等医疗场景中,提供手术支持、康复指导及各类辅助服务的机器人产品。通过应用人机交互、计算机视觉与感知等先进的人工智能技术,医疗机器人能够执行稳定且高精度的操作,从而协助医疗专业人员更高效地完成医疗任务。目前,中医智能医疗机器人主要分为中医治疗机器人、中医康复机器人两大类,其主要用途归纳于表 3-2。

表 3-2 中医智能医疗机器人分类及主要用途

分 类	主 要 用 途
中医治疗机器人	根据患者的具体症状和体征,执行传统中医治疗方法
中医康复机器人	通过模拟传统中医康复方法或提供定制化的康复训练,帮助患者恢复身体功能

来源:上海人工智能研究院整理

3.4.1 中医治疗机器人

中医治疗机器人目前应用较多的是中医智能针灸机器人。

中医智能针灸机器人是现代科技与传统医学结合的代表性创新成果之一,旨在实现传统针灸治疗的自动化、标准化和精准化,以提高治疗效果和改善患者体验。智能针灸机器人的研发涉及多个技术层面,包括智能选穴、穴位标定、安全无痛进针、针刺手法量化、针刺效应检测等。

具体而言,智能选穴技术基于人工智能对临床数据和古代文献的分析,能够为特定病症推荐适宜的穴位;穴位标定技术是智能针灸机器人实现针刺操作的重要前提,通过使用先进的传感器技术,如 CT、MRI 和视觉传感器,对人体穴位进行精准识别和定位,不仅确保了针刺的精确性,也大大提高了治疗的安全性;安全无痛进针技术关注于如何在保证患者舒适度的同时,进行高效的针刺操作,包括根据患者的皮肤厚度和其他生理特征调整针刺深度和力度,以及使用超声波和力学传感器提高自动针刺的安全性;针刺手法量化旨在将传统的针刺手法转换为可量化的参数,如时间、频率、角度、力度等,以实现更标准化和可复制的治疗效果,该领域研究尚处于初步阶段,但其发展对于提高针灸治疗的科学性和有效性至关重要;针刺效应检测技术专注于如何评估和优化针刺治疗的效果,涉及神经生物学和系统生物学技术的应用,以及对人体微电极记录的分析,以了解针刺如何影响不同类型的神经纤维和靶器官。

总体来看,智能针灸机器人的研发是中医现代化和国际化的重要举措。然而该技术尚处于发展中,其临床应用和普及仍需克服诸多挑战。未来将聚焦如何将上述技术集成到临床实践中,并确保其在提供治疗效果的同时,也能保障患者的安全和舒适体验。

3.4.2　中医康复机器人

3.4.2.1　按摩理疗机器人

在现代医疗技术发展下,按摩理疗机器人系统已成为辅助诊断和治疗的重要工具,能够在诊断、治疗和诊后三个阶段辅助进行个性化的按摩、艾灸和电针灸。该系统采用多信息融合技术,能够自动收集和分析患者的多种体表和生理数据,如体表温度、阻抗、脑电波、肌电波、视觉反应和力度感知等,进而建立精准的患者模型,确定患者穴位的三维坐标,并输出辅助诊断结果。

系统智能算法能够学习并模拟医生的治疗过程,包括按摩路径规划、力度曲线、按压手法和肢体动作,从而制定出针对性的治疗方案。在治疗过程中,该系统能够持续监测患者的生理状态,并根据实时数据在线调整治疗动作。治疗结束后,系统可自动生成患者的治疗分析报告,为后续的治疗流程与方案优化提供参考。

3.4.2.2　智能推拿机器人

作为一种融合了中医脏腑经络学说和西医解剖学的治疗手段,中医推拿是中西医结合的典范,通过专业手法作用于人体体表的特定部位,旨在调节机体的生理及病理状况,实现康复治疗和养生保健。目前主流的推拿设备是按摩椅和按摩床,尽管在缓解肌肉疲劳、促进肌肉放松方面效果显著,但仍缺乏从医疗角度进行专业推拿的能力。因此,将人工智能、大数据、机器人等现代技术与传统中医推拿相结合并发展智能推拿机器人是目前一个重要的研究方向。

智能推拿机器人依托先进的控制理论、机械和控制技术,旨在实现传统中医推拿手法的"机器人化"。通过推拿机械手的机械传动系统、人机交互界面、智能传感技术等现代化手段,实现保健效果,从而使机器人辅助医生进行推拿手法操作成为可能。此外,智能推拿机器人可与后文所述的智能人体腧穴针灸教学模型相结合,精准实现穴位按摩。

综上所述,智能推拿机器人在传统中医推拿领域的革新,不仅增强了疗效,而且提供了更个性化、智能化的治疗方案,是中西医结合与现代科技完美结合的产物。

3.5　中西医智慧医疗管理

3.5.1　数智赋能远程智慧诊疗一站式服务

建立中医健康信息采集共性技术平台及云计算平台,形成云端化、智慧化、国际化中医健康管理系统。利用物联网应用服务技术,设计一个可扩展的智慧病房即时信息系统架构,实现对病房、患者四诊信息、护理站、辅助检查信息、移动设备与远程管理的全面整合(见表 3 - 3)。

表 3 - 3　中医药智能化设备与系统

设　备　类　型	设　备　名　称
中医药智能康养配套设备	便携式中医诊疗芯片及设备
	智慧中医家居信息系统及家用设备

续　表

设　备　类　型	设　备　名　称
中医药智能康养配套设备	中医老年康复、妇幼保健智能化设备
	手机智能问诊系统
智慧中医院系统及装备	智能辨证论治医生工作站
	中医住院及护理工作站
	中医证候与 LIS、PACS 数据共享交换系统
	社区中医药智能化系统
智能中药制造功能模块及装备	中药设备物联网数据处理系统
	中药大数据中心信息处理专用系统及设备
	便携式大众用药提醒功能设备
	个体化用药智能终端

来源：中医西医汇聚创新研究院整理

通过系统对存储于云端的中医数据进行分析、整合，并借助可穿戴设备、手机等智慧终端，实现健康数据的实时互联互通，进而实现对住院患者健康状态的实时、动态把握，辅助护士进行中医临床护理，优化病房管理。研发内容包括移动装置与远程管理协同控制，基于事件触发的多智能协同等（见图 3-4）。

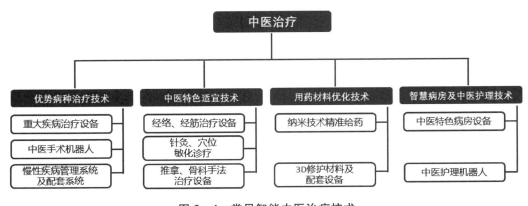

图 3-4　常见智能中医治疗技术

来源：中医西医汇聚创新研究院整理

3.5.2　智能化中药配送系统

探索基于机体状态辨识的个体化诊断与饮片配送新模式,研发先进适宜个体、基层诊所、综合医院的手机端智能饮片调配技术,发展基于可穿戴设备的中药临床药代与药效评价关键技术,为智慧药房建设提供基础。

截至 2022 年,我国已基本完成全国中药材物流基地的建设布局,共布局 86 个物流基地,总仓储面积达 336.4 万平方米,可储存中药材达 417 万吨。这些基地集产地加工、质量检测、包装赋码、仓储养护、运输配送等功能于一体,推动了中药材流通体系的现代化与规范化。同时,国内多家医院已建立中药制取和配送智能化中心,与各省市具备资质的药材供应商达成紧密合作关系,形成了全面的智能化中药配送系统。

通过运用自动化技术和专有化物流信息系统,不仅提高了医院药品流转管理技术,减少人为手工操作的误差,而且可确保药师专注于药事服务。智能化中药配送系统的引入为提高医院服务质量、延伸医院服务链提供了全新的发展契机。

3.5.3　"智慧中医"智能煎药系统

为提高患者用药治疗的依从性,"智慧中医"服务系统融合了前沿技术,如人工智能、自然语言处理和数据分析,以实现个性化的医疗服务和用药管理。该系统目前在江西省赣江新区中医药科创城中已得到实际应用,充分展示了其在中医药服务领域的创新和实用价值。

该系统集成了人工智能技术、传感技术、自动控制等先进技术,涵盖了辨证施治、自动抓药、智慧煎煮、临方制剂、家庭用药指导等全功能链条。强调临方用药的个性化特点,通过"电子医生"开具处方,自动传输数据到制药装备,从而提高了用药的效率和准确性。

总的来说,"智慧中医"系统的开发是中西医医疗服务领域的一项重要创新,将大幅提高配药及煎药服务的质量和效率,患者可以获得更加个性化、精确和便捷的中医药服务,实现从初诊、用药、复诊、调方到康复的完整闭环。

3.5.4 疾病预防与养生系统

中医健康养生系统是现代技术与传统医学精华的融合。通过健康管理系统与智能健康检测设备终端,可高效采集并整理用户体质信息及中医诊断信息,将相关数据经过优化处理后上传至中医健康云服务器,为用户生成个性化的体质健康状态报告,并提供有针对性的中医疗养方案。此外,平台集成专业的中医团队,通过网络提供一对一的远程诊疗服务,为患者提供专业建议。

以系统的功能为例,用户在移动客户端可体验个性化体测、中医知识推送、个性化养生方案定制、药膳养生科普等功能,覆盖健康管理解决方案的大部分流程,对于促进公众健康和疾病预防具有重大意义(见图3-5)。

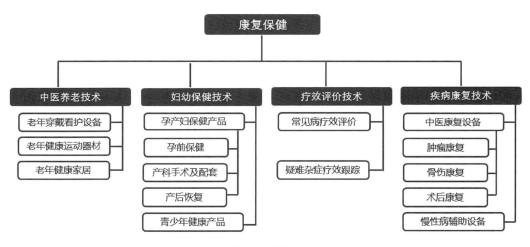

图3-5 常见智能康复保健技术

来源:中医西医汇聚创新研究院整理

3.5.5 中医健康家居/社区管家关键技术

通过云数据链整合硬件生态系统,通过可穿戴设备采集连续动态数据,形成个性化、多维度、场景化、指标化的数据集成,建立场景化智能硬件健康管理平台。围绕该平台,完善老龄慢病患者生活方式的管理,并结合中医养生理念对其进行健康教育和监督。

3.6 中西医科研与教学

3.6.1 新药研制平台

中药的新药研发需遵循其独特的发展规律和特性，充分展现临床优势与价值。新药研制是一项涉及众多领域知识的系统工程，包括上游的基础研究、应用基础研究以及下游的应用研究，涵盖处方研究、药材及饮片研究、制剂工艺、质量控制、药理毒理研究和临床试验等多个关键环节，最终实现药品的注册取证。

近年来，智能信息技术的应用显著提升了中药新药研制的效率：数据挖掘能够从复杂的病症数据中提取并归纳症状、方药与证型之间的潜在联系，进而发现药物配伍规律和核心组方。另一方面，深度学习能够模拟中医的思维方式和处方生成过程，有助于进一步建立中医临床病证的诊疗决策支持系统。

当前，中医药主要有两类数据类型，一是基于长期临床实践所得的中医历史文献与经验数据，二是为实现中西医结合而进行的临床试验数据。这两类数据目前尚缺乏统一的标准化术语。通过运用人工智能和机器学习等技术，可以加速中西医数据库整合，更快速得出参考性结论，例如药物组方的核心分析、药对使用规律、方剂使用原则、中药方剂使用经验和传承等。

以分子本草技术平台为例，该平台以临床价值为主要导向，以疾病分子信号通路为靶标，以药物逆转疾病通路为核心，对中药药物进行功效评价。通过建立智能组方算法和系统，平台结合了现代分子组学技术、传统中药知识图谱和人工智能技术，深入挖掘疾病、分子信号通路与组方的关联。

以高通量药物筛选平台为例，通过集成多个功能模块，可实现数千个化合物反应的并行测试。基于药物筛选模型，能够对大量候选药物数据库中的药物药理活性进行高效检测与筛选，大幅提高药物筛选的规模和效率。

3.6.2 智能人体腧穴针灸教学模型

针灸作为中国传统医学的重要组成部分，其教学与实践历史悠久，人体针灸模型的应用已有近千年历史。尽管临床操作技巧是影响中医针灸疗效的关键,传统针灸教学往往缺乏临床实践机会。人工智能的出现,促使针灸教学和研究的双重创新。

智能人体腧穴针灸教学模型结合了现代科学技术与传统针灸模型,可实现穴位经络识别、记忆及针刺技巧介绍等功能。使用时按压腧穴,首先解释穴名,再利用相关歌诀加强对该腧穴定位及主治的理解记忆。需讲解腧穴定位时,通过体表点穴法与多媒体语音相结合,帮助学习者精确识别和记忆腧穴位置及主治功能。对于名称相似或部位接近的腧穴,教学模型采用多种方式进行区分和比较以加强记忆。

现代计算机技术作为衔接传统针灸教材与智能人体腧穴针灸教学模型的桥梁,不仅使针灸教学规范化、灵活化,也极大方便了学习者对人体穴位经络组成的理解。无论是在个人教学还是团体教学实践中,都具有重要价值。

3.6.3 中医方剂知识图谱

"天人相应"作为中医领域的基石之一,这种整体观念在中医学知识体系中形成了丰富而复杂的关系网络。中医学知识不仅包括各种药材及治疗方法,还涉及在不同时代、地域和个体中的辨证施治。例如,艾灸在北方和南方九针的发展,正宗药材的概念等,都反映了中医学知识的多样性和复杂性,使其应用和传承面临挑战。

知识图谱作为一种创新的信息组织方法,模拟人类思维形式,以结构化的方式展现知识,强调整体关系与知识之间的联系,这与中医学注重整体关系的特点不谋而合。以当归芍药散方剂为实体的知识图谱为例(见图3-6),该图谱能够直观展示当归芍药散源于气虚证的概念,主要组成草药如当归、茯苓、川芎和白术,可通过补气法来治疗肝虚气郁证,以及该方剂的历史来源和相关背景。

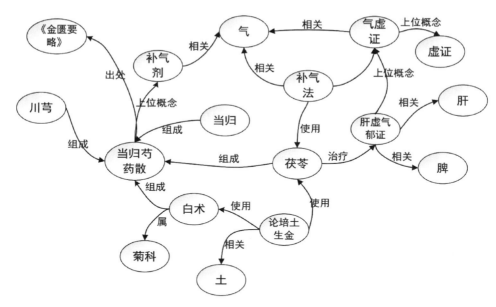

图 3 - 6　以当归芍药散方剂为实体的中医方剂知识图谱实例

来源：中医方剂知识图谱的构建研究综述

　　中医方剂知识图谱的构建旨在整合关联同一领域内的不同知识片段，以形成高质量的知识数据库，不仅能够为特定类型的疾病或证候提供详细的知识体系作为参考，还能通过知识模式的填充和知识提取以增强中医学知识的搜索和应用效率，同时可对来自不同来源的知识进行互相验证和解释，有助于更深入地理解和解释中医学理论和实践。这种方法对于建立完善中医学领域的知识体系有重大意义。

3.6.4　古籍数智化

　　中医古籍作为珍贵的文化遗产，对于传承发展中医药学具有不可替代的重要地位。然而，由于古籍保存和应用存在一定局限性，利用现代化技术手段实现中医古籍从"藏"到"用"，从"用"到"活"的转变十分重要。

　　在数字化时代背景下，古籍数智化是对传统中医古籍数字化工作的深化和拓展。除了对古籍内容进行数字化转换，还涉及对内容的深度挖掘、重组和再表达，以及知识组织和展示。通过如本体构建、数据建模和知识组织等方法，将古籍中的显性知识和隐性知识进行深度挖掘和系统化整理，实现古籍内容和形式的数字化再造和活化，为中医药研究提供全面深入的支持。古籍数智化应用的技术包括文字识别、自动标点、命名实体识别、实体关系抽取等，这些技术的应用有赖于深度学习等人工智能技术的支持。例如，基于卷积神经网络和注意力机制的 PCNN＋ATT 方法可用于实体关系的抽取。

借助人工智能视觉、虚拟现实等技术的应用，可将二维的古籍文本转化为三维的全景空间，提供沉浸式阅读体验。例如，将古代名医的医案、经脉和穴位模型、药物炮制过程等以三维形式呈现，使读者更直观深入地理解和体验中医古籍的内容，为中医药的传承与创新提供了全新的路径。

3.6.5　名老中医传承数字化关键技术

针对名老中医诊断治疗依靠经验传承，以及客观数据少等问题，开展对中医个体化辨证论治特点、模式与现代科技相结合的新方法、新技术研究，基于数据挖掘的中医诊断智能化技术研究及系统开发，建立症、证、病、法、方药、效分类共性关键技术，建立中医个体化辨证论治研究分析智能云平台，为中医个体化辨证论治能力研究提供循证技术支撑。实现名老中医临床诊断经验的信息化管理和智能挖掘，提炼临床经验中的新理论、新方法、新知识，实现传统中医诊断的继承与创新。

3.7　中医大语言模型的发展现状

伴随大语言模型技术的进步，人工智能迎来了全新的发展机遇。通过将大语言模型与中医药知识结合，进而构建大语言模型驱动的中医智能诊疗方法与应用，将为中医创新发展注入活力。由于中医大语言模型是一个全新的领域，目前尚未形成较为完备的框架和成熟的标准，仍处于应用探索阶段。因此，本章节以案例为导向，聚焦行业动态和相关进展。

3.7.1　大语言模型的定义

大语言模型(large language model，LLM)，也称大型语言模型，是一种人工智能模型,旨在理解和生成人类语言。它们在大量的文本数据上进行训练,可以执行广泛的任务,包括文本总结、翻译、情感分析等。LLM 的特点是规模庞大,包含数十亿的参数,帮助它们学习语言数据中的复杂模式。这些模型通常基于深度学习架构,如转化器,这有助于它们在各种自然语言处理任务上取得令人印象深刻的表现。

经过海量的学习后,大语言模型产生了从量变到质变的迭代,从而实现了显著的性能提升,并出现了小模型中不存在的能力,比如上下文学习(in-context learning),进而引发了两个现象:第一,各大 AI 巨头提高训练参数量,以期达到更好的效果;第二,由于质变引发的无法解释性,对 AI 安全性的考量担忧。

3.7.2　大语言模型涌现的能力

(1) **上下文学习**:GPT‑3 正式引入了上下文学习能力:假设语言模型已经提供了自然语言指令和多个任务描述,它可以通过完成输入文本的词序列来生成测试实例的预期输出,而无须额外的训练或梯度更新。

(2) **指令遵循**:通过对自然语言描述(即指令)格式化的多任务数据集的混合进行微调,LLM 在微小的任务上表现良好,这些任务也以指令的形式所描述。这种能力下,指令调优使 LLM 能够在不使用显式样本的情况下通过理解任务指令来执行新任务,这可以大大提高泛化能力。

(3) **循序渐进的推理**:对于小语言模型,通常很难解决涉及多个推理步骤的复杂任务,例如数学学科单词问题。同时,通过思维链推理策略,LLM 可以通过利用涉及中间推理步骤的 prompt 机制来解决此类任务,得出最终答案。据推测,这种能力可能是通过代码训练获得的。

3.7.3　医疗大模型的性能评估

目前存在的开源中文医疗大模型主要包括华佗 GPT、浦医 2.0(PULSE‑20B)、哈尔滨工业大学团队开源的医学智能问诊大模型(HuaTuo)、复旦大学发布的 DISC‑MedLLM 等。这些模型在性能评估方面各有侧重,具体如下。

(1) **华佗 GPT**:由香港中文大学(深圳)和深圳市大数据研究院的王本友教授

团队训练并开源。华佗 GPT 在真人医生盲测中的效果优于 ChatGPT,并且在大部分科室的表现上均优于 GPT - 3.5 - turbo,显示出其在处理复杂多轮问诊场景中的优异性能。

(2) 浦医 2.0(PULSE - 20B):上海 AI 实验室升级发布的医疗多模态基础模型群,参数规模扩展至 200 亿,综合领先同类医疗大语言模型。它能够支持跨领域、跨疾病、跨模态的 AI 医疗应用,适用于医学文本理解、长文本数据处理等场景。

(3) 哈尔滨工业大学团队开源的医学智能问诊大模型(HuaTuo):基于中文医学知识的 Llama(Large language model meta AI,由 Meta 开发的大规模自然语言处理模型)指令微调模型。通过构建中文对话场景的医疗问诊测试集,并与 3 个基准模型进行比较,招募了 5 名具有医学背景的专业医师,从安全性、可用性和流畅性 3 个维度评估模型性能。

(4) 复旦大学发布的 DISC - MedLLM:由复旦大学数据智能与社会计算实验室研发并开源,专门针对医疗健康对话式场景设计。在单轮问答和多轮对话的医疗健康咨询评测中,展现出明显优势,并公开了包含 47 万高质量的监督微调数据集。

这些模型的性能评估主要依赖于人工评估和自动化评估方法。例如,华佗 GPT 的人工评估是通过使用自动评估中的样本进行验证;而浦医 2.0 的性能综合领先同类医疗大语言模型,可应用于多种 AI 医疗应用场景。此外,还有专门的评测框架如 GenMedicalEval,通过大规模综合性能评测数据、多维度评估场景、开放式评估方法和自动化评估模型共同作用,紧贴临床实际应用需求。

3.7.4　中医药领域的大语言模型

大语言模型在中国的研究现状表明,这一技术在中医药领域的应用正逐渐深入和扩展。从已有的证据来看,大语言模型不仅有助于中医药的"数智化"发展,还推动了中医诊疗智能化的重要方向。例如,南京大经中医药信息技术有限公司发布的"岐黄问道·大模型",标志着生成式 AI 技术首次被引入到中医药领域。由清华大学孵化的两家公司博奥晶方和水木分子宣布,双方将基于各自在中医药原创研发数据和大模型创新算法开发方面的资源优势,重点在中医药 AI 大模型的共同构建、中药研发新模式的探索以及交叉创新人才的培养等领域进行深入合作。

在应用进展方面,大语言模型已经在中医智能诊疗、疾病智能辅助诊断等方面取得了一定的成效。例如,通过构建涵盖语料准备、知识表征等在内的中医智能诊疗方法和应用,对中医创新发展具有重要意义。同时,开源中文医疗大模型的建立,为评估大模型在中医药领域的表现提供了标准化、综合性的评测框。

大语言模型在中医药领域的具体应用场景包括:辅助诊断、智能问诊和数字中医大模型。

(1)辅助诊断:结合大语言模型和知识图谱,实现了对中医药问题的智能回答和知识抽取,帮助医生快速获取准确的中医药信息,提高诊断的准确性和效率。

(2)智能问诊:百度的"灵医Bot"是一个大模型产品,它通过端到端数据打通,推动医学行业大模型的快速产业化发展,为用户提供智能问诊服务。

(3)数字中医大模型:北京中医药大学东方医院与北京智谱华章科技有限公司共同研发的数字中医大模型,成功入选北京市首批行业大模型典型应用案例。该项目获得了北京市科学技术委员会AI+健康协同创新培育专项资助,展示了大模型在中医药领域的应用潜力。

目前已有的中医药大模型详见表3-4。

这些案例展示了大语言模型在中医药领域的广泛应用,从中药研发、辅助诊断到健康管理等多个方面,都体现了AI技术在促进中医药现代化发展中的重要作用。

3.7.5　大语言模型在中医药领域应用中的高维度数据质量控制

解决大语言模型在中医药领域应用中的数据多样性与质量不足问题,可以从以下几个方面入手。

(1)增加数据的多样性和广泛性:增加训练数据集的多样性可以提高大规模语言模型的跨领域知识和下游泛化能力。因此,在中医药领域的应用中,应尽可能收集来自不同来源、涵盖不同中医理论和实践的数据,以增强模型的泛化能力和适应性。

表 3 - 4 中医药大模型案例

模型名称	模型概述	模型原理	应用场景	优　势	局　限　性
数智岐黄	2024年1月,"数智岐黄"中医药大模型发布,由华东师范大学和上海中医药大学领衔,结合中医药大学领衔,结合中医药大学领衔,结合的新疆室开发。该模型功能涵盖中药性质解读,证候辅助诊断,中医健康知识问答,中医药知识图谱咨询,中医药知识图谱咨询,动态交互,旨在助力中医药文化传承与创新	共采用四层递进训练:预训练,监督微调,奖励模型构建及人工标注强化学习。结合了检索增强生成技术与知识库插件调用技术。在中医执业医师资格模拟考试中,模型得分66.91%,优于GPT4(59.86%)和GPT3.5(43.98%)	① 服务中医教育教学及人才培养。② 辅助中医临床诊疗,避免诊误及用药错误。③ 面向大众解答中医养生保健知识,推动中医文化普及	① 数据量大:结构化及非结构化数据构建起1000万个节点及3.2亿个关系对。② 中医数据多元:以1000多本古籍和中医药文献为核心。③ 中西医结合特色:模型可用于针对微观层面、将疾病、靶点与药物成分之间通过大模型建立关联逻辑。④ 模型准确性高:邀请诸多中医专家人工标注及监督训练。⑤ 可预测测新方剂:可通过上下文指令、探索出人类在传统医学中未知未验证的新方。⑥ 已落地可体验:已形成网页版与微信小程序测试版,用户无须注册即可使用	由于采用检索增强生成微调技术的局限性,当其在面对一些知识问题时,会出现答案不准确、态度摇摆的现象

续 表

模型名称	模型概述	模型原理	应用场景	优 势	局 限 性
天士力	2023年10月,"中医药人工智能大模型(天士力)"发布。该模型是由天士力集团与华为联合开发的中医药大模型,功能涵盖组方配伍,物质基础,量时毒质认知,从而实现用药精细,生产精准,疗效精准的三大重要意义	采用华为提供的商业化大模型资源,加入训练大量中药生产、培育、物质基础,作用机制与临床疗效的关联数据,围绕着中药中期的全周期产业,构建了一套高度垂直的知识图谱,形成一个专精于中药相关内容的大语言模型	①服务中药领域相关产业,实现降本增效。②助力中药的研发与科研	①首个专注中药产业的大模型,将中医药体系拆解为结构化数据,赋能中药研发与产业升级。②可辅助新药研发:模型可通过上下文指令,探索出新的配伍方案或药理学结构	高质量,标准化的中医药数据尚显不足
"天河·灵枢"大模型	2024年4月,国家超级计算天津中心联合现代中医药海河实验室及天津中医药大学,天津大学,信创海河实验室等团队创建"天河·灵枢"大模型,可作为中医智慧助手为用户提供有关针灸方面的精准且专业解答	基于"天河天元大模型"作为基础大模型,将中医经典及名著和针灸临床循证证据知识图谱以及中医循证知识训练与微调。该模型具体学习了上百本中医经典,经过了上万篇循证当代循证数据训练,是严格遵循循证医学逻辑的中医针灸大模型	①服务中医针灸的教育教学及人才培养。②辅助中医针灸临床诊疗,分析用户的病情,提出包括针刺,艾灸,按压等多种针灸治疗方法的个性化建议。③面向大众,解答为精准且专业的针灸知识	①专注针灸领域分的大模型:基于中医经典名著和针灸临床循证据库以及中医循证知识图谱等专业数据。②数字人与大模型联动:"数字人·天河·灵枢"大模型的回答结果动态展示相关的穴位信息,还能根据用户实际病情和需求,模拟展示相应的针灸治疗方案	目前该模型仍处于早期发展阶段,许多功能和应用场景需进一步验证优化

续表

模型名称	模型概述	模型原理	应用场景	优　势	局　限　性
岐黄问道	2023 年 7 月,"岐黄问道·大模型"发布,该模型是由南京大经中医药信息技术有限公司联合上海交通大学计算机科学与工程系研发团队共同推出,面向中医健康养生服务及领域的中医药大模型	采用 4 层递进的训练方式,分别是预训练,监督微调,奖励模型,强化学习,即"RAG 微调技术",通过接入第三方模型底座,实现成本低,落地速度更快的竞争优势,因此该模型的发布时间最早	① 严肃医疗场景,主要面向的是中医辅助诊疗,赋能中医诊所。② 大健康养生场景,主要面向的是中医健康养生服务	① 数据量庞大:预训练涉及 1 100 万条中医知识图谱数据;1 500 本中医古籍和文献数据,10 万份真实中医专家医案数据。② 数据质量高:训练数据来自一线名老中医临床经验、经验证与人工清洗。③ 多模态数据丰富:超过 10 万条脉象,舌象、经络,穴位数据以及 200 万条真实的中医临床诊疗数据,为未来多模态大模型奠定训练基础	目前该模型还处于申请内测阶段。由于采取的是 RAG 微调技术路线,因此在面向涉及诊治方面的严肃问题,准确性与稳定性存疑
问止中医 AI 大脑	问止中医 AI 大脑是由来自美国硅谷创立的华人中医创业团队创立而成,基于 Llama 开源大模型,垂直训练大模型,用于中医辅助诊疗及中医疑难病研究,专注赋能中医医馆与诊所	基于 Llama 系列开源大模型的 fine-tuning 方案,定制化训练大量医籍与医案,构建出大模型底层的诊治逻辑	严肃医疗场景,主要面向中医辅助诊疗,赋能中医诊所	数据经过清洗,质量高。模型训练系统已录入 3 000 类疑难重症,以及 8 000 首重要的方剂等数据	目前该模型仅开放于加盟商。由于采取的是开源大模型微调技术路线,因此在生成速度及开发量上具有一定局限性

注释:Llama,一种由 Meta 开发的大规模自然语言处理模型,基于深度学习技术对大量文本数据进行训练,能够理解和生成自然语言。
来源:上海人工智能研究院整理

（2）**提高数据质量**：高质量的训练数据应涵盖广泛的话题、语言风格和格式，确保模型能够适应多样的应用场景。此外，数据应来自可信源，并经过适当的清洗和预处理，以减少错误和噪声，从而提高数据的准确性和可靠性。

（3）**优化算法和结构化知识体系**：面对中医药领域的特殊性，如术语的模糊性、理论知识的难以理解性等，需要对传统算法进行优化，并尝试构建更加结构化的知识体系，以便更好地理解和处理中医药领域的复杂信息。

（4）**利用现有的高质量数据集**：参考 Pile 项目，可以探索是否有可能将类似高质量、多样化的数据集应用于中医药领域，或者是否可以通过合作获取到此类数据集，以提升模型训练的质量和效率。

（5）**开发专门的数据质量评估体系**：如针对中医药代谢组学数据的特点，研究并开发专门的数据质量评估体系，以鉴别数据缺失机制并设计相应的数据质量提升模型。这有助于识别和改进数据集中的质量问题，从而提高整体数据质量。

（6）**处理重复数据**：大语言模型训练语料库中的重复数据会降低模型的多样性，并可能导致训练过程不稳定。因此，在中医药领域的数据集中，也应注意去除冗余部分，以保持数据的多样性和新颖性。

通过上述方法，可以有效解决大语言模型在中医药领域应用中的数据多样性与质量不足问题，进而提升模型在中医药领域的应用效果和准确性。

3.7.6 中医药大模型的可解释性

在中医药领域，提高大语言模型的可解释性与透明度可以通过以下几个方面实现。

（1）**加强数据整合与质量把控**：通过严格的数据收集和预处理，为模型训练提供高质量的数据基础，是提高模型可解释性和透明度的前提。同时，建立切实的模型评估和优化策略，确保数据的安全性和隐私性。

（2）**深度融合人工智能技术与中医辨证思维**：将人工智能技术与中医传统辨证思维深度融合，不仅能够提升模型的准确性，还能增强模型的解释性和可理解性。例如，通过自然语言处理技术挖掘中医名家医案数据，为医案的学习提供新的可能。

（3）**发展细分领域的大语言模型**：针对中医药领域的特定需求，发展中医药细分领域的大语言模型，这有助于模型更好地理解和处理中医药领域的专业术语和知识体系。

（4）**加强智能中医人才队伍建设**：鼓励多领域专家参与中医药大模型的研发和应用，包括人工智能、中医药学等领域的专家，以促进跨学科合作，共同探索和创新。

（5）**采用提示调整和微调技术**：通过引入可学习的提示和采用微调技术，可以提高下游模型的性能，同时也增加了模型的可解释性。

（6）**监管科学研究推动**：通过监管科学研究推动人工智能医疗器械创新发展，有效评估人工智能医疗器械的安全性和有效性，确保医疗数据安全和隐私保护，提高算法透明度和可解释性。

提高中医药领域大语言模型的可解释性与透明度需要从数据质量、技术融合、人才培养、技术创新等多个方面综合施策。

3.7.7 大语言模型在智慧医疗领域的学术贡献及行业影响

中国大语言模型在中医药领域的应用研究现状表明，这一技术正逐渐成为推动中医药现代化和智能化发展的重要力量。可以总结出以下几点。

（1）**技术应用与研究进展**：通过大模型方式实现中医临床辅助诊疗，如病证诊断、处方推荐等，标志着中医领域智能新时代的到来，其应用前景广泛，包括中医药研究、临床医学、中医药文化传播等多个领域。

（2）**对社会和学术的贡献**：大语言模型技术的应用不仅促进了中医药的创新发展，还有助于中医药"数智化"发展，即通过自然语言识别处理等技术手段，促进中医传承发展。这种技术的应用有助于提高中医药诊疗的效率和准确性，同时也为中医药的现代化提供了新的思路和方法。

（3）**政策支持与合作共建**：清华大学两院士团队联手攻坚中医药大模型的研究，反映了学术界对于利用颠覆性技术构建中医药 AI 大模型的高度关注和支持。程京院士在全国两会上的建议，即尽快设立重大专项，支持大学和企业联合开展相关工程，进一步体现了国家层面对中医药 AI 大模型发展的重视和支持。

综上所述,中国大语言模型在中医药领域的应用研究现状显示出积极的发展趋势,其对社会和学术的贡献主要体现在促进中医药的创新发展和"数智化"发展上。同时,这一技术的应用也对行业产生了显著影响,获得了广泛的认可和支持。未来,随着技术的不断进步和政策的支持,中医药 AI 大模型有望在更多领域发挥重要作用。大语言模型在中国的研究现状显示了其在中医药领域的广泛应用和积极进展。

3.8　中药现代化生产与管理

3.8.1　中药流通仓储关键技术

研发基于物联网的仓储流通可追溯体系,开发适用于多品规中药存储的大型自动化立体式仓储设备,探索涵盖田间实时监控、车间过程控制、终端全程追溯的中药流通仓储体系。

3.8.2　中药制药前瞻性技术与装备

3.8.2.1　中药中试小型化快速"F3"未来工厂

面向中药生产需要实现"灵活、快速和未来",为药品生产开发出更快速、更灵活、更高效的生产方法。系统采用标准化构造,能够将批量生产的灵活性同连续生产的低成本优势结合起来,对集装箱式生产单元进行持续标准化和模块化,以缩短新产品的研发周期,以引入过程分析技术(process analytical technology,PAT)为基础,以流程化特征突出的品种为对象,以特别通道解决"行政性、信息性孤岛"问题,打造灵活性和模块化样板性"F3 未来工厂"。

3.8.2.2　连续化的大型工厂智能制造系统

加强信息技术和工业技术融合、制造工艺和装备融合、整合纵向集成、横向集成、端到端集成,形成智能制造系统解决方案和应用。

3.8.2.3　3D打印制剂成型技术以及多态一体化新剂型工艺技术

3D 药物打印技术通过改变药物外形达到药物控释的特性,且能够精准制备复杂中药复方制剂,与中药的"君臣佐使"配伍理论相符合,常被用于中药固体制剂过程,可通过定量泵及高精度步进电机控制药物供给量,用以保证单个药剂剂量的精度,而针对复方制剂,还可利用多个定量泵头取代原料与微剂量药材间的混合过程,进一步提高微剂量添加的准确性。使挥发油以精确的剂量包合于囊材之中,能有效地防止挥发油损失,提升中药挥发油制剂的稳定性,从而保证药物疗效。

表 3 – 5　中药智能仓储与物流技术及装备研发与应用

类　　型	名　　称
智慧制药示范工厂	中药中试小型化快速"F3"未来工厂
	基于数字化与智能化的中药智能制造示范工厂
	连续化的中药智慧制造系统
中药质量检测设备	基于纸芯片的中药基原与生物活性快速检测装备
	基于生物成像的中药质量生物评价设备
	中药质量在线检测设备

来源：上海人工智能研究院整理

中西医结合人工智能发展的
挑战与机遇

4.1　市场机遇与商业模式创新

4.1.1　人工智能医疗产业市场演化分析

近年来,我国积极推动医疗产业从数字化、信息化向智能化方向转型。AI 医疗作为提高医疗品质、效率与效益的新型医疗模式,已经成为推动我国数字经济飞速发展的"新动能"。随着 AI 医疗影像企业获取三类证的步履加快,以及 IPO 冲刺的阶段性胜利,双重红利将带动我国 AI 医疗核心软件市场规模快速增长。根据艾瑞咨询数据,2019 年我国 AI 医疗市场规模为 46 亿元,随着市场需求、利好政策、技术跃迁等因素叠加,预计未来行业将继续高速发展,总规模在 2025 年将达385 亿元(见图 4 - 1)。

AI 医疗市场规模呈加速增长趋势,互联网医疗企业、技术型企业、传统医疗信息化企业纷纷加入 AI 医疗赛道,寻求与 AI 医疗的衔接点,进行转型升级,投融资规模快速增长。根据 IT 桔子数据,2019 年我国 AI 医疗投资数量共 57 起,投资金额达 26.34 亿元。截至 2023 年 11 月 6 日,我国 AI 医疗投资数量共 27 起,投资金额达 22.38 亿元。受到资本寒冬和新冠病毒感染疫情的影响,总体规模及案例仍呈下降态势。但随着人工智能大规模预训练模型的爆发式增长,我国 AI 医疗产业投融资项目热度有望回升,产业整体发展较为乐观。我国 AI 医疗服务需求、股权投资存在广阔发展空间,未来赛道上将进一步实现细分(见图 4 - 2)。

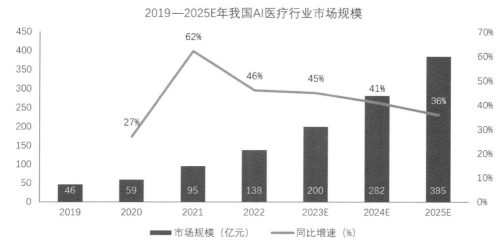

图 4-1　2019—2025E 年我国 AI 医疗行业市场规模

注释：包括 AI＋影像、AI＋药物研发、AI＋医疗机器人、AI＋病案、AI＋辅助诊断、AI＋医疗数据。
图中缩写"E"表示"预测"，是对该年 AI 医疗市场规模的预测数据。
来源：艾瑞咨询，上海人工智能研究院整理

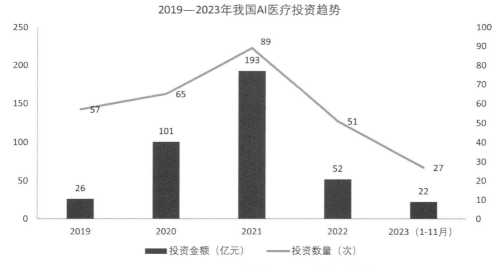

图 4-2　2019—2023 年我国 AI 医疗投资趋势

注释：包括 AI＋影像、AI＋药物研发、AI＋医疗机器人、AI＋病案、AI＋辅助诊断、AI＋医疗数据。
注：数据截至 2023 年 11 月 6 日
来源：IT 桔子，上海人工智能研究院整理

4.1.2　国内外主要企业产品布局

整体而言,科技企业通过运用机器学习、语音识别和机器人技术,已在医疗产业中占据了显著位置。与此同时,传统医疗卫生保健公司也在通过项目合作、战略投资或收购技术企业等方式积极布局智能医疗领域。具体到产品层面,智能健康管理因其服务范围广泛、技术成熟,且市场可替代性强,易于企业进入市场竞争,已成为布局重点。

国内智能医疗市场呈现多样化应用场景。在智能诊疗方面,中国企业正在整合 AI 技术和深度学习算法,建设医学数据库,但与国际竞争对手 IBM 和 Microsoft 相比尚有发展空间。在药物研发方面,中国企业需要加强核心技术研究,尤其在全新结构、全新靶点、全新机制的一类新药中引入 AI 以加速研发进程。在医学影像方面,中国企业已能够在乳腺、肺、心脏、脑、骨关节等医学影像诊断上提供智能解决方案。在医疗机器人方面,国内企业仍处于初级阶段,高端机器人仍较依赖进口,但已逐渐在康复和服务机器人领域展开探索。据统计,截至 2023 年 3 月,我国已有 48 个基于人工智能技术的医疗器械软件(software as a medical device, AI - SaMD)获批,数据类型覆盖多种影像、生理信息和体外诊断数据,产品类型则涵盖辅助诊断、辅助检测、辅助分诊与评估,同时,已有 14 个 AI - SaMD 进入创新通道,包括 CT 影像、眼底彩照和消化内镜辅助诊断,以及手术计划辅助等。

在中医领域,2023 年被视为中医 AI 普及的元年,中医临床智能辅助诊疗系统、中医智能脉诊仪、中医智能舌面诊仪等中医 AI 产品不仅颠覆了整个行业格局,还预示着中医发展的新红利。中医 AI 被视为中医发展史上的跨时代产品,集工具、战略、模式和生态于一体,并通过自然语言处理、知识图谱等多种 AI 技术帮助传统医学从技术向运营过渡,以及推动新型商业模式的出现和行业的巨大变革。

无论是在中国还是海外,AI 技术正在迅速融入医疗领域(见表 4 - 1,表 4 - 2),推动传统的医疗模式向更高效、精确、患者友好的方向发展。随着这些技术的不断进步和政策的支持,预计未来几年中,智能医疗领域将继续保持快速发展的势头。

表 4-1 海外主要企业在智能医疗领域内的产品

应用场景	企 业	产 品
智能诊疗	IBM	Operational Decision Manager(决策管理系统)
	Google	人工智能辅助诊断系统
	Microsoft	基因组学临床分析系统
	Roche	肿瘤多学科会诊平台
医疗机器人	GE - Healthcare	IGS 智能移动介入机器人
	Stryker - Mako	辅助手术机器人
	Medtronic	智能脊柱外科手术机器人
	Johnson & Johnson	VELYS 骨科手术机器人
	Intuitive	肺部疾病诊疗机器人
	Mayo Clinic	Expert Manipulative Massage Automation(自动化 AI 按摩专家)
药物研发	Meta	ESMFold(基于 AI 的蛋白质结构预测模型)
	IBM	Clinical Development(临床开发系统)
	Google	Calico 延缓衰老药物研发、AlphaFold 蛋白质结构预测程式
	Microsoft	制药和生命科学解决方案
医学影像	Siemens	syngo. via(AI 影像解决方案)
	GE Healthcare	Centricity Open PACS(智能影像平台心脏磁共振影像智能解决方案)
	Philips	IntelliSpace Portal(星云医学影像人工智能平台)
健康管理	Google	Study watch(智能穿戴手表)
	Microsoft	远程医疗个性化护理
	IBM	Watson Care Manager(接触者追踪和综合护理)
	Philips	CareSage(早期预警评分系统)
	Siemens	Teamplay(基于云端的大数据平台)

来源:企业官网,上海人工智能研究院整理

表 4-2　国内主要企业在智能医疗领域内的产品

应用场景	企　业	产　品
智能诊疗	阿里巴巴	阿里健康 AI 糖尿病智能用药引擎
	腾讯	腾讯觅影 AI 诊断开放平台
	平安好医生	AI 辅助诊疗系统
	科大讯飞	全科辅助诊疗系统及临床决策支持平台
	百度	百度医疗大脑
	商汤	商汤智慧医疗平台
	大经中医	"AI 辅诊＋在线诊疗"双引擎中医平台
	鹰眼智慧中医	中医"检诊疗评管"一体化服务系统
	云诊科技	中医舌诊 AI 开放平台
医疗机器人	百度	医疗医护助力机器人
	京东	京智康智能初筛机器人
	国民健康	AI 智能中医四诊仪
	中科尚易	SY-2 数字中医循经治疗机器人
药物研发	腾讯	腾讯觅影基于影像数据药物的疗效评估
	百度	百图生科
	气味王国	中草药气味数字化呈现、AI 调配香方
医学影像	百度	眼底影像分析系统
	阿里巴巴	肺结节 CT 影像检测
	腾讯	腾讯觅影 AI 医学影像
	阿里巴巴	宫颈癌、乳腺癌辅助筛查
	腾讯	腾讯觅影疾病筛查
	京东	京智康 H8 家庭智能终端
	平安好医生	现代华佗一分钟诊所

应用场景	企　业	产　品
医学影像	浪潮	全息数字人预约诊疗服务平台
	百度	Dulife 医疗大数据治理智能诊前助手便携设备
	因数健康	慢病健康管理平台

来源：企业官网，上海人工智能研究院整理

4.1.3　人工智能＋医疗现有商业模式

AI＋医疗商业模式较为多元化，通常分为医疗器械和非医疗器械两大类。

(1) 医疗器械类产品：利用 AI 技术提高医疗服务的质量和效率，为医生和患者提供更精准、更便捷的诊疗方案。这类产品通常包括 AI 医疗影像、临床决策支持系统(clinical decision support system，CDSS)和 AI 医疗机器人等，需要通过严格的审批和认证，才能进入医疗市场。产品的销售渠道主要是与医院、诊所等医疗机构建立合作关系，通过项目合同或设备租赁等方式进行推广应用；盈利主要来自医院、诊所等最终付费对象，通常是按照服务次数或服务效果收取费用。在我国，这类产品的市场规模正在快速增长，预计到 2023 年，AI 医疗影像市场规模将首次超越 CDSS，成为 AI 医疗核心软件中市场占有率最高的产品。

(2) 非医疗器械类产品：利用 AI 技术提供更个性化、更高效的医疗服务，为用户和药企提供更多元、更便捷的服务。这类产品通常包括 AI 药品研发、医药数据平台、智慧病案和 AI 在线诊疗等，一般不需要经过严格的审批和认证，可以直接面向用户或药企提供纯服务。产品的销售渠道主要是与保险公司、药店、在线医疗平台等建立合作关系，通过分成或佣金等方式推广产品；盈利主要来自用户或保险公司的付费，通常是按照服务内容或服务时长收取费用。全球范围内，在疫情催化和政策转向等因素的推动下，这一领域正在快速发展，预计到 2025 年，人工智能在医疗行业的应用将占全球人工智能应用市场总值的 1/5，约达 250 亿美元。

综上所述，AI＋医疗的商业模式可以根据是否涉及医疗器械进行分类，每种模式都有其优势和挑战(见表 4 - 3)。AI＋医疗企业需要根据自身的技术能力、市场定位和目标用户，选择最适合自己的商业模式，并不断创新和优化。

表 4 - 3　AI 医疗领域内的主要商业模式

产品类别	AI+医疗商业模式																
	产品形态				销售渠道			盈利模式				运维模式				客户关系	
	纯软件	软硬一体	嵌入系统	纯服务	直销	渠道	合作厂商	一次性收费	按次收费	里程碑收费	运维获利	B2H	B2B	B2B2H	B2B2C	产品销售	战略合作
智能诊疗	√		√		√	√		√			√	√		√		√	
医疗机器人		√		√	√	√		√			√	√	√	√	√	√	√
药物研发	√		√	√	√				√	√			√				√
医学影像	√	√	√	√	√	√		√	√		√	√	√	√	√	√	√
健康管理	√	√		√	√	√	√	√	√		√	√			√	√	√

注释：智能诊疗主要包括临床决策支持系统（CDSS）；健康管理主要包括 AI 在线诊疗。

来源：企业官网，上海人工智能研究院整理

4.1.4　中西医结合人工智能市场机遇广阔

市场发展趋势方面,受人口老龄化、慢性病患病率上升、政策支持等多方面因素的长期影响,我国 AI 医疗市场吸引了众多企业参与,市场规模预计将保持高速增长的趋势,伴随大模型的发展热潮再次回温。

技术基础方面,人工智能技术在医疗领域发展迅速。我国基于 AI 技术的医疗器械软件陆续获批应用,涵盖了医学影像辅助诊断、智能病理诊断、生理信息监测、手术辅助决策等多样化应用场景,进一步证明了 AI 技术在医疗领域的应用潜力,也为中西医结合产品提供了坚实的技术基础。

产品研发方面,自 2023 年以来中西医结合 AI 产品层出不穷,包括智能辅助诊疗系统、智能脉诊仪、智能面诊仪等产品问世,标志着中西医结合发展步入崭新阶段,推动中医药行业出现新型商业模式。

总体而言,中西医结合 AI 的产品在当前市场环境下具有较为广阔的发展前景。随着 AI 技术的不断进步和市场需求的不断增长,中西医结合的智能诊疗将成为我国医疗产业的重要组成部分。通过持续的技术创新和政策支持,产品有望进一步提升医疗服务的质量和效率,为患者提供更加精准和个性化的医疗服务。

4.2　政策支持

AI 与中西医结合是一种新兴的医学模式,它利用人工智能技术对中医药的理论、方法、诊疗等进行创新和优化,以提高中医药的效率、精准度和普惠度。近年来,通过一系列的政策支持及国际合作,我国在 AI 与中西医结合方面取得了显著进展,并在一些具体的临床场景中展现出多样化和深度化的发展趋势。

政策支持方面,我国政府高度重视 AI 与中西医结合,制定了一系列有利于该领域创新的政策措施。早在 2008 年国家中医药管理局便启动了"治未病"健康工程方案,强化中医治未病的优势,为 AI 与中西医结合的发展打下基础;2016 年出台的《健康中国 2030 规划纲要》,则明确了以预防为主、中西医并重的原则,为 AI 与中西医结合的发展指引了方向;2017 年发布的《国务院关于印发新一代人工智能发展规划的通知》，强调要加速 AI 在医疗领域的创新应用，为 AI 与中西医结合的发展提供了技术支撑；2021 年至 2022 年间，相继出台的《国务院办公厅关于推动公立医院高质量发展的意见》《"十四五"全面医疗保障规划》《"十四五"优质高效医疗卫生服务体系建设实施方案》《关于推动公立医院高质量发展的意见》《"十四五"中医药发展规划》等政策持续促进医院信息化、远程医疗等发展，确立了人工智能对于中医药发展的重要支撑和推动作用，为 AI 与中西医结合的发展提供了实践平台。2023 年初至今，国家发布的《生成式人工智能服务管理暂行办法》《关于进一步完善医疗卫生服务体系的意见》《数字中国建设整体布局规划》等政策文件，鼓励生成式人工智能技术在医疗健康领域的创新应用，建立人工智能赋能医疗服务新模式。

国际合作方面，我国在 AI 与中西医结合领域取得了一些进展，并与多个国家和地区建立了良好的合作关系。例如，国家中医药管理局已经建立了 15 个国家中医药多学科交叉创新团队和 20 个国家中医药传承创新团队，与国内外多个高校、科研机构、医疗机构开展合作，共同推进中医药的创新发展。这些国际合作项目既有助于提升我国在 AI 与中西医结合方面的技术水平和创新能力，也有助于促进我国中医药文化的传播和影响力。

综上所述，AI 与中西医结合是一种具有广阔前景和潜力的医学模式，它不仅可以促进中医药的现代化和科学化，也可以为人类健康事业做出贡献。我国在这一领域已经取得长足进展，但仍需加强顶层设计、培养复合型人才、加强数据标准化、完善法律法规等方面的工作，以实现 AI 与中西医结合的更高水平发展。

4.3　技术挑战及解决方案

4.3.1　基础数据规模受限

数据是人工智能的基石，人工智能算法及模型的训练或推断预测对使用的标准化数据规模有一定的要求。然而，在中西医结合 AI 领域，面临的技术挑战之一就是"基础数据规模受限"，主要体现在标准化数据不足、数据量不足、数据来源的不一致性和数据质量与混杂性等多个层面。

首先，中医领域涉及的病症、证候等概念具有较强的主观性和个体差异性，导致标准化数据的构建面临较大的困难。不同医师和医疗机构对于相同疾病的观察和记录存在差异，这使得数据的一致性和可比性较低，直接影响了 AI 模型在中西医领域的泛化能力和准确性。其次，大多数中医人工智能研究所使用的样本量较小，通常在百例级别，远远不足以支持构建复杂的深度学习模型，尤其是在需要处理大量参数和复杂关系的情况下。数据量的不足可能导致模型的过拟合，限制了其在真实临床环境中的应用。此外，即便是在相对较大规模的数据集中，数据的来源也可能存在不一致性，包括来自同一医师的数据集中可能集中在特定病症或证候上，而来自不同医师或医疗机构的数据可能因实践风格、患者群体等原因存在较大的差异。这样的不一致性使得模型学到的知识缺乏广泛性和普适性，限制了其在不同实践环境中的应用。最后，数据集中可能包含来自不同阶段、不同程度疾病患者的数据，以及接受不同治疗方案的患者的数据，使得模型在学习中难以准确区分这些差异，从而影响模型的准确性。同时，中医领域的病案文本通常是非结构化的，处理起来更为复杂，进一步增加了数据的混杂性。

为了应对这一挑战，可采取多方面的解决方案。首先，多中心数据合作是至关重要的，通过促使多个医疗机构和研究中心共享数据，形成更大规模、更多样化的数据集，有望提高数据的代表性。其次，标准化数据收集是必要的，制定并推广统一的中医临床数据收集标准，以确保数据的一致性和可比性。数据增强技术，如GANs，也可用于扩增训练集，提高数据的多样性。迁移学习则可利用从其他领域或大规模数据集中学到的知识，提高模型性能，尤其在数据有限的情况下表现较为有效。此外，注重数据质量，进行仔细的质量控制，确保标签的准确性，去除异常值和噪声，有助于提高模型的鲁棒性。另一方面，解决"基础数据规模受限"挑战还需要关注中医领域内部的问题。针对中医学术术语的主观性和个体差异性，研究者应致力于建立能够体现中医思维的标准化术语，包括中医症状术语、中医证候术语和中药术语等，并建立证候与证候要素的映射标准。在此基础上，构建统一的开源中医标准术语数据库，为中医人工智能辅助诊疗系统研究提供一致性的数据基础。针对中医海量的非结构化医案文本，可以使用自然语言处理方法，采用半监督或无监督学习算法，将医案文本处理为结构化电子病历。通过以证候要素为中介进行降维升阶,将其转化为计算机程序能够挖掘处理的规范化数据,有望构建充实的中医诊疗数据集,为中西医人工智能辅助诊疗系统研究提供更为丰富和高质量的数据支持。

在整个解决方案的实施过程中,要强调跨学科的合作,汇聚中西医领域的专业知识和人工智能领域的技术专长。只有充分利用各方的力量,才能更好地应对"基础数据规模受限"这一技术挑战,推动中西医结合与人工智能的深度融合,为临床实践提供更智能、精准的支持。

4.3.2 算法和模型的中医思维体现不足

中医的诊疗过程和思维存在比较显著的主观性,如早期的专家系统模型面临规则模糊交叉的问题,必然影响算法模型对于中医诊疗的模拟效果。另外,尚存在各具特色的中医术语运用、方剂的组成原则与演变规律、中医的诊疗方案描述缺乏统一的业内标准等问题,在此基础上进行算法与系统的顶层设计就会存在局限,导致所开发的中医相关数据库之间兼容度不高,形成众多分散的信息孤岛,限制了进一步共享临床数据和利用人工智能技术深度挖掘其中的知识内涵。此外,中医诊疗是一个多维度的复杂过程,诊疗过程中的思维和模式存在较大差异,但已有的中医人工智能算法或模型多采用基于规则、概率、统计、模糊数学等方法构建算法或模型,针对所选取的特定数据集有良好的效果,但不能很好地模拟多证型、多疾病的真实世界诊疗过程,对于中医诊疗的思维体现受限。

为更好地模拟真实中医临床场景的诊疗模式,应根据中医数据的特点,组合运用知识图谱、随机森林和深度学习等多种算法构建和训练诊疗模型,在算法之间取长补短,避免单一算法应用的缺陷,此外可使用从名中医医案中提取的高质量数据作为先验知识对模型输出结果进行相似性的校验,以更充分地体现中医思维。其中可利用证候要素将证候进行更细粒度的分割,将复杂多维的基于证候的诊疗数据分解为数量相对有限、内涵相对清晰的证候要素,通过证候要素间组合、证候要素与其他辨证方法间组合等不同的组合路线,使辨证论治、遣方用药过程不再是一种在基于证候的诊疗数据的简单线性层次的组合,而是在复杂多维交叉组合的非线性层面进行组合。即将证候要素作为症状数据到证候判别遣方用药之间的桥梁,从而提高算法和模型的中医思维符合度及诊疗的准确率。此外,诊疗系统应设置医师人工审核与修改机制,将审核医师的中医思维融入诊疗系统的输出处方中,这也是人工智能中医辅助诊疗系统提高中医思维体现度的有益补充。

4.3.3 指标体系及算法标准建立困难

在人工智能与中西医结合的融合过程中,建立统一的指标体系和算法标准是一个复杂且充满挑战的任务,主要源于中医和西医在理论基础、诊疗方法和疾病理解上的根本差异。中医学依托于整体观和平衡观,强调气、血、阴阳和五行等概念,而西医学则基于解剖学、生理学、病理学等现代医学原理,导致在构建能够整合这两种医学体系的指标体系时面临着诸多难题。具体而言,在数据层面,中西医数据的异质性和复杂性对 AI 算法的开发和应用构成了挑战。中医诊断依赖于定性的诊断方法,如望、闻、问、切,而西医诊断则更多依赖于量化的生化指标、影像学检查等,这就要求 AI 算法能够有效处理和整合海量多元异构的数据,其中数据预处理、特征提取和标准化方面尤为困难。然而,这种整合是必要的,因为它能够为 AI 算法提供更全面的数据视角,从而提高诊断的准确性和效率。此外,AI 算法在适应性和解释性方面的问题也不容忽视。中医的个体化和经验性特点使得收集用于训练机器学习或深度学习模型的标准化数据变得困难,同时,AI 算法的"黑盒"特性与中医强调的诊疗透明度和解释性相冲突。因此,开发透明度更高、可解释性更强的 AI 模型成了一个重要的研究方向,需要这些模型不仅能够提供准确的诊断结果,还能够向医生和患者解释其决策过程,从而增强医疗决策的信任度和接受度。

为了解决这些挑战,开展跨学科合作尤为重要,通过鼓励中医、西医和 AI 技术领域的专家进行合作,可以共同研究和开发能够融合中西医特点的指标体系和算法。例如,利用计算生物学、生物信息学和医学信息学等领域的知识,可以促进数据的标准化和算法的优化。此外,设计和实施针对中西医结合的临床试验,以验证 AI 算法在实际医疗环境中的有效性和安全性,也是确保这一融合过程成功的关键步骤。最后,研究人员应确保 AI 与中西医结合的研究和应用完全遵守相关的伦理和法规要求,包括患者数据的隐私保护和 AI 决策的透明度,这些都是构建患者和医疗专业人员对 AI 辅助诊疗系统信任的基础。

4.3.4 诊疗体系自洽,难以构建通用模型

在深入探讨人工智能与中西医结合诊疗体系结合的过程中,研究人员面临着一个显著的技术挑战:如何在保持中医诊疗体系的自洽性(即临床一致性)的同时,构建一个能够融合中西医学知识的通用 AI 模型。这一挑战在医学信息学和计算机科学的交叉领域中尤为复杂,涉及数据异质性处理、高级算法设计、个性化与泛化平衡,以及模型可解释性等多个维度。

首先,中医诊疗体系的自洽性要求治疗措施、症状体征和诊断结论在每位医师的实践中都是相符合的,但由于医师间的差异及治疗的个性化和动态性,导致了数据的高度多样化。为解决这一难题,高级数据处理技术和复杂的特征工程将发挥关键作用,例如,运用自然语言处理技术来解析和编码中医文本数据,利用高级图像处理技术分析舌象、面诊等图像数据,实现数据的标准化和量化。其次,中西医结合的复杂性体现在两种截然不同医学体系的数据融合上。中医数据通常非结构化、定性化,而西医数据则倾向于结构化、定量化,这种本质的数据差异要求 AI 模型具备处理和整合这些数据的能力,可以通过采用混合模型和多模态学习策略来实现。混合模型结合了经典统计方法和现代机器学习技术,能同时处理定量和定性数据,多模态学习则让模型同时理解来自不同模态(如文本、图像、声音)的数据,掌握更全面的临床诊断和治疗建议。此外,中医治疗的个性化原则与 AI 模型基于统计泛化的方法之间存在显著矛盾。解决这一矛盾的关键在于采用个性化建模策略,侧重为每个病例或患者定制专门模型,或在通用模型基础上进行个性化调整,保证模型具有高度的灵活性和可变性,确保模型能够在个体病例层面上做出准确的诊断和治疗建议,同时也能从大量的临床数据中学习和提取普适性规律。最后,模型的可解释性对于临床应用尤为重要,提高模型的可解释性有助于医生和患者理解 AI 模型的诊断和治疗建议。可解释的 AI(XAI)技术可以优化解释模型的决策过程,通过算法的透明设计和特征重要性分析等方法,提高模型的决策透明度和医师的信任度。

4.3.5 数据安全保护问题

随着大数据和人工智能的发展,中西医诊疗数据作为敏感信息资源,其安全问

题日益凸显。当前,随着中医诊断数据规模化应用,其商业价值和研究价值激增,不法分子窃取诊断信息的动机也在增强。这些数据包含患者的个人信息、病历、诊断、治疗、用药等隐私敏感信息,一旦泄露,可能会对患者的身份、医疗保险、个人隐私等造成严重影响。与此同时,医疗行业过于依赖传统的防火墙、杀毒软件、上网行为管理等防护手段,而未积极应对数据安全新需求新挑战,防护体系漏洞百出,无法有效拦截数据篡改和滥用,极易导致医疗误诊、药物过敏、治疗失败等问题,亟需认识到中医诊断数据安全形势的严峻性,从立法、监管、技术等方面系统应对泄密风险。

首先,中西医诊疗数据的本地化处理是基础。鉴于主流 AI 平台服务器均在境外,直接远程调用处理医疗数据存在极高的国家数据安全风险。因此,必须建立完善的数据本地化标准,严格规定源数据不得外传,确保全部处理流程均在国内完成,切实保护数据安全。其次,应优先使用保护数据隐私与安全的 AI 算法,如联邦学习、迁移学习等技术,这类算法可以有效防止源数据泄露,同时提高模型效果。此外,应大力发展差异隐私、同态加密等关键技术,在数据聚合及处理过程中增加抗外泄能力,保护患者隐私。再次,完善相关监管措施与风险评估机制,明确中医诊断数据使用的义务主体、使用规范和责任追溯,建立数据标签、存储、使用、销毁全过程的审计制度,提高安全事件的预警和应急响应能力。同时,开展切实可行的安全风险评估,辅以必要的技术手段,全面加强数据风险防控。最后,还应加强对从业人员的安全意识培训与道德规范建设,广泛宣传中西医诊疗数据的战略地位,增强全社会保护数据的责任感,并倡导数据共享的伦理规范,在开发利用中西医诊疗数据的同时,坚持底线思维,切实保护患者权益。只有系统考虑技术规范、监管措施、伦理规范等多方面要求,持续加大安全保护投入,才能在 AI 时代护航中医药振兴,切实保障国家数据安全。

4.4　伦理问题及法律实践

4.4.1　政策法规缺失、数据安全措施不规范

中西医结合与人工智能的融合在医疗领域具有巨大潜力,但同时也带来了法

律和伦理挑战。在法律方面,对于中西医结合与人工智能融合的具体法律规范尚未明确,由此产生的法律真空限制了这一领域的健康发展,也为人类安全和公共利益带来了潜在威胁。为了规范中西医结合＋AI的整个生命周期,包括生产、销售、使用和售后服务,迫切需要制定、完善相关法规,以确保该技术在医疗领域的安全、可靠、透明的应用。社会对中西医结合＋AI应用中的数据安全和隐私保护关切日益增加。在制定相关法律框架时,特别需要集中关注这一问题,尤其是在中医药领域的智能化应用中。为实现中西医结合的数智化,首要任务是建立一个完备、统一的中西医结合数据库,在这个过程中,AI开发人员和维护人员需要明确遵循严格的数据访问权限,同时医护等相关人员也应提高对数据安全的认知水平。这不仅涉及技术层面的数据安全性,更需要在法律层面制定和强化相关法规,以确保中西医结合＋AI数据不受滥用、侵犯和泄露。

从伦理角度看,AI＋中西医结合的应用涉及科技伦理的广阔范畴。我国在此方面已有相关法规,《科学技术进步法》第103条规定了国家科技伦理委员会的设立,以完善科技伦理制度规范、强化科技伦理教育和研究,并健全审查、评估、监管体系。2019年10月,国家科技伦理委员会正式成立,在这一委员会的指导下,科技部会同相关部门,先后成立国家科技伦理委员会人工智能、生命科学、医学三个分委员会,致力于相关制度研究。2022年3月,中共中央办公厅、国务院办公厅联合发布的《关于加强科技伦理治理的意见》(简称《治理意见》)为我国提供了最为全面、完整的科技伦理监管框架,该文件明确了科技伦理的五项原则,包括增进人类福祉、尊重生命权利、坚持公平公正、合理控制风险和保持公开透明。这五项原则既涵盖了实体性的要求,强调科技发展需要兼顾人类福祉和生命权利的双重利益,又包含了程序性的要求,要求科技活动全程以公平、公正、包容的态度对待不同社会群体,防范歧视和偏见、规避风险并确保安全,同时鼓励公众理性参与,保持透明度。这一科技伦理的监管框架为AI赋能中西医结合领域的健康发展提供了坚实的法律和伦理基础,为科技的可持续健康发展提供了有力支持。

医疗人工智能的伦理规范,强调以人为核心,强化患者安全,保护患者隐私,AI技术要透明,防止滥用,最终目的是促进疾病恢复,维护人类健康,实现健康民主。虽然我国在中西医结合与人工智能融合的法律和伦理方面尚处于起步阶段,但近年来的一系列动作表明我国政府正积极向前推进。构建一个完备、统一的中西医结合数据库和确保 AI 数据安全的同时，加强法律和伦理规范的建设，也是中西医结合数智化的重要任务。随着相关法规的完善和实施，可以期待中西医结合 AI 领域将更加健康、有序地发展。

4.4.2 数据版权保护问题

在中西医结合与人工智能的深度融合中，数据的共享问题涉及庞大而复杂的版权议题，成为中西医诊断数据管理中亟待解决的挑战。无论是国内还是国际上，许多高校院所都积极投身于数据版权的管理工作，在这一背景下，中医药数据显得尤为重要。这类数据不仅包括了中医专家的临床经验，还涵盖了丰富的诊疗数据，其中蕴含着实践经验、诊断方法、治疗方案以及科研成果等丰富内容，真实反映了中医药的独特优势和前沿成就。中医药数据不仅是医学领域的瑰宝，更是一种知识产权，因而应当受到法律的切实保护，此类数据的特殊性质决定了对其版权的管理需比其他数据更加细致周密。在中华文化的传承中，这些数据承载了千百年来医学专家的智慧、经验和心血，是中医药传统智慧的结晶。正是这些珍贵的数据，构建了中医的理论体系，推动了中医药的发展。因此，为了激励医学专家更积极地参与中医药相关数据的整理与分享，法律应提供更有力的版权保护，以保障传统知识体系的完整性和稳定性。

然而，数据共享与版权保护之间存在着看似矛盾却又密不可分的关系。尽管中医药数据具有明显的知识产权属性，但为了促进知识创新和科技发展，数据的共享仍然是至关重要的。数据共享与版权保护间的这种矛盾并非无法调和，而是一种对立统一的关系。数据共享和版权保护在根本目标上是一致的，都旨在促进知识创新和科技发展，实现数据的生产者与使用者之间的互利共赢。因此，需要在法规和政策层面找到一种平衡，既能够充分保护中医诊断数据的知识产权，又能够促进数据的合理共享，以推动整个领域的健康发展。为了解决数据共享和版权保护的冲突，建议可以从多个层面入手：首先，建立明确的法律框架，使中西医医学数据的知识产权得到切实的保护。通过制定相关法规，规范数据的收集、存储、使用和共享，确保数据的使用在法律允许的范围内进行。其次，加强数据产权的认定和登记工作。明确中西医数据的产权归属,通过数据登记和认证,建立起数据产权的合法性和权威性,以便在法律纠纷时能够明确权利人和义务人的责任和权益。第三,推动数据共享平台的建设。建立中西医结合医学数据共享平台,由专业机构负责管理和维护,确保数据的使用得到授权和监管,保障数据的安全性和合法性。第四,加强国际合作,形成全球性的数据共享和版权保护标准。通过国际层面的合作,制定通用的数据共享和版权保护标准,促进跨国合作,推动中医诊断数据在全球范围内的共享和利用。

在解决数据共享和版权保护的问题上,不能简单地将二者对立起来,而应当通过综合的、多层次的手段来实现二者的平衡。只有在法制健全、产权明确、平台完善、国际合作有力的基础上,中西医结合医疗数据的管理与应用才能更好地发展壮大。未来,中医结合 AI 技术的应用将更为可持续,为中医药的传承与创新提供更为广阔的空间。

4.4.3 主体责任判定不清

人工智能在医学领域的应用迅猛发展,特别是在临床诊疗方面,AI 的诊疗速度远远高于临床医生,为医疗体系带来了巨大的变革。然而,在这一变革的同时,如何对"AI 机器"的执业资格进行合理的制约与监管,以及在诊疗过程中如何界定责任,是当前临床研究中亟待解决的重要问题。AI 系统的决策过程往往是一个黑盒,缺乏透明性和可解释性,使得对于医学决策的责任判定变得模糊不清。当 AI 系统提供了诊断或治疗建议,究竟是算法本身负责,还是医生在执行 AI 建议时负责?这一问题的答案并不明确,为医学实践中的主体责任判定带来了复杂性。在临床应用研究中,对待医疗领域的 AI 发展需要更为审慎和理性。既要认识到 AI 在医学领域的发展是势不可挡的趋势,有望为医疗体系带来更高效、准确的诊疗,同时也需要警惕 AI 在医学决策中可能存在的风险,包括算法的错误、数据的偏见等问题。

在正确对待医疗领域的 AI 发展的同时,合理界定 AI 在临床应用中的主体责任显得尤为重要,包括对于医生、技术开发者和机构的责任判定(见表 4-4)。首先,医生作为 AI 系统的执行者,在接受 AI 建议时需要对建议的合理性进行判断,并对最终的医学决策负有责任。其次,技术开发者作为 AI 系统的设计者和维护者,需要对算法的准确性、可靠性负有责任,并在技术层面上确保 AI 系统的透明性和可解释性。最后,医疗机构作为 AI 应用的承担者,需要在管理和监督层面对 AI 的应用进行有效的管控,确保患者的权益得到保障。

表 4 - 4　我国关于 AI 医疗应用引发的损害责任承担相关法律要求

序号	法规名称	主要相关内容
1	民法典	一般规定:行为人因过错侵害他人民事权益造成损害的,应当承担侵权责任。 产品责任:因产品存在缺陷造成他人损害的,生产者应当承担侵权责任。被侵权人可以向产品的生产者请求赔偿,也可以向产品的销售者请求赔偿。产品缺陷由生产者造成的,销售者赔偿后,有权向生产者追偿。因销售者的过错使产品存在缺陷的,生产者赔偿后,有权向销售者追偿。 医疗器械:因医疗器械的缺陷,造成患者损害的,患者可以向生产者请求赔偿,也可以向医疗机构请求赔偿。患者向医疗机构请求赔偿的,医疗机构赔偿后,有权向负有责任的生产者追偿
2	医疗事故处理条例	由于医疗机构及其医务人员使用产品的过程中,违反医疗卫生管理法律、行政法规、部门规章和诊疗护理规范、常规,过失给患者造成人身损害的事故,医院应当向患者承担民事赔偿责任。特定情况下,医院和医务人员也可能承担行政责任(例如停业整顿、吊销执业许可等)甚至刑事责任
3	人工智能医用软件产品分类界定指导原则	医疗器械管理:人工智能医用软件(即基于医疗器械数据,采用人工智能技术实现其医疗用途的独立软件),其处理对象为医疗器械数据,且核心功能是对医疗器械数据的处理、测量、模型计算、分析等,并用于医疗用途的,将被作为医疗器械管理。 非医疗器械:若软件产品的处理对象为非医疗器械数据(如患者主诉等信息、检验检查报告结论),或者其核心功能不是对医疗器械数据进行处理、测量、模型计算、分析,或者不用于医疗用途的,不作为医疗器械管理

注释:根据上述法规及相关司法实践,如果 AI 属于作为医疗器械管理的医疗软件运用在诊疗服务当中,因其产品缺陷而给患者造成的损害(包括由此引发的诊疗事故而造成的伤害),一般由该 AI 软件的生产商或销售商承担责任;而非因产品缺陷的其他原因造成损害,则一般由医疗机构、生产商和销售商根据各方的过错及相关协议确定责任承担。如果 AI 作为非医疗器械(例如作为一项服务)运用在诊疗中时,给患者造成了损害,也需根据届时的具体情况,分析各方的过错及相关协议以判断具体的赔偿责任。
来源:政府官网,上海人工智能研究院整理

　　为了实现对主体责任的合理界定,首先,需要建立起专门的法律和伦理框架,明确 AI 在医学领域中的法律地位和相关规范,包括对 AI 机器人的执业资格、数据隐私保护、医学决策的透明性等方面的法律规定。此外,需要建立起相关的监管机构,负责对医学领域的 AI 应用进行监督和管理,及时解决可能出现的问题。其次,培训和教育也是解决主体责任判定不清问题的重要环节。医生和医疗从业人员需要接受跨学科的培训,了解 AI 技术的基本原理、应用范围以及潜在的风险,将有助于提高医生对于 AI 建议的理解和判断能力,减少错误的发生。同时,技术开发者也需要了解医学领域的特殊需求和规范,确保设计的 AI 系统符合医学实践的要求。最后,在推动中西医结合与 AI 的融合过程中,应当注重建立多方参与的合作机制,包括医学专业人员、技术开发者、法律专家、伦理学家等的跨领域协作。通过多方合作,可以更全面地考虑医学决策中可能出现的问题,制定更科学、合理的主体责任判定标准。

总体而言,解决中西医结合与 AI 融合中的主体责任判定不清问题,需要综合考虑法律、伦理、技术和教育等多个方面的因素。建立起明确的法律框架,加强对 AI 在医学领域的监管,推动相关从业人员的培训和教育,以及促进多方协作,将有助于确保中西医结合与 AI 的融合能够为患者提供最大的益处,同时保障他们的权益和安全,也将为未来医学发展奠定更加健康和可持续的基础。

中西医结合人工智能的前景展望与建议

5.1 中西医结合人工智能的未来发展趋势与应用方向

5.1.1 信息感知处理：更快、更全、更准

全面而精确的信息获取是准确诊断的关键，中医与西医的结合将带来更广泛和深入的诊断视角。在中医领域，望、闻、问、切四种诊断方法将全面升级，这不仅涉及对疾病的直观观察，还包括对患者声音、气味等多方面的感知。

在数据采集方面，医疗装备的精度、可靠性和一致性都将得到显著提高。新型传感器技术、机器人技术和先进计算技术的有机组合，将研发出多种定位、多种场景、多种用途的信息感知装备。这些装备不仅可以覆盖更多的生理指标和中医表征，还能在更大的动态范围内提供准确数据。

在临床应用方面，中医与西医的结合将带来更多创新。例如，多通道、多探头的复合传感器可以一次性采集更多类型的脉诊指标，高精度、多波段的图像采集装置能在同一时刻获取多种高清影像数据，便于开展望诊信息融合和交叉比对。此外，针对中医嗅诊理论，将研制出符合要求的电子鼻，以便挖掘疾病和证候的气味客观规律。借助现代信号处理技术，声诊"五脏相音"的临床意义也将得到进一步探究。

在数字化问诊方面，植入大规模预训练模型驱动的自然语言处理工具和利用知识图谱技术，有望实现数字化问诊过程的升级和应用普及。这将使问诊更加智

能化和高效化,为医生和患者都带来更多便利。

总的来说,中医与西医的结合以及先进技术的运用,将推动医学领域向更高层次发展。未来,将会有更多创新性的数据采集方法和信息分析手段的出现,为人类的健康事业带来更多贡献。

5.1.2　融合分析诊断:多源、多维、多态

疾病是一个复杂的系统过程,其临床表现体现在多个方面。中医学强调通过收集患者的多种诊断信息,进行整体分析与"合参",全面系统地掌握疾病状态,以获得患者完整的证候信息。西医学则利用各种医学影像、病理切片等技术进行疾病检测,这样的多源异构诊断信息采集,造成了信息量巨大、类型多样的现状。人工智能技术为实现中西医学多源诊断信息的有效融合分析诊断提供了可能。

利用机器学习算法如深度学习、迁移学习等,可以在海量诊断信息中提取有效特征,通过构建包含中西医学知识的医学图谱,实现对多源诊断信息的表达式和关联,模拟中医辨证思维过程,准确判断疾病情况。当前中西医结合与人工智能研究的热点,就是基于多源医学信息的智能特征提取与数据分析。此外,采用多核学习、子空间学习等算法,可以实现不同检查结果的有效融合,构建疾病预测模型,为中西医结合的智能化辅助诊断和治疗决策提供支持。例如,在肿瘤智能诊断中,可以收集患者的医学影像、病理图像、基因组数据等,使用卷积神经网络等深度学习模型进行特征提取,构建肿瘤知识图谱,实现对不同类型肿瘤的自动识别。还可以根据患者的体质特点、症状等信息,辅以中医合参推理模型,实现个体化的肿瘤诊断。

中西医结合与人工智能技术的深度融合,也可以进一步发掘中医药的优势,使中医药在精准医疗中发挥更大作用,这无疑也是一个值得持续探索的前沿领域。未来的研究可继续深化医学知识图谱建设,并探索模拟中医思维的诊断模型,实现对疾病的全面精确判断。

5.1.3　未来医疗场景:无界、无时、无限

当前,在移动互联网、物联网、云计算、大数据分析与人工智能技术加速推动

下,医疗服务正经历深刻变革。医疗场景正在朝着打破时间和空间局限,实现智能化方向持续发展,这为中西医结合探索智慧医疗新模式提供了难得契机。

过去医疗行为受限于医院、诊所等有限空间可能会逐步被突破,通过便携式健康监测设备的广泛应用,医疗监测可以无缝延伸至用户日常生活各种场景中。这些设备可以持续监测体温、血压等生理健康参数,并可以在本地对健康风险进行预警提示,也可以定期将数据上传至云端,供医疗服务提供方进行汇总分析,以实现对用户健康状态的持续跟踪,构建"无边界"的智慧医疗模式。在云端汇聚的海量用户健康数据基础上,可以借助大数据分析手段,比较个人数据与全体用户数据,发现个体身体与疾病特征,为制定中医本土化、个性化的治疗方案提供有力支持。与此同时,依托人工智能技术赋能,智能设备也可以部分替代人工进行必要的医疗辅助工作,提升医疗服务效率。

中医注重整体观念与辨证施治的理念,与智慧医疗的发展方向具有内在契合性。在人工智能技术赋能下,中西医结合可以发挥更大优势,提供更加精准、智能、便捷的医疗服务,让广大患者共享医疗福祉。

5.2 聚焦"下一个十年":中西医结合人工智能产业发展九大行动建议

中西医结合作为我国的独立学科,将中医学与西医学进行多层次的交叉融合,实现从微观到宏观的全面研究,是推动中医药发展的重要途径。当前,中西医结合与人工智能技术的深度融合面临重要机遇,为进一步推动这一进程,需要制定切实可行的战略计划,包括:高度重视中西医结合与人工智能技术的融合发展,将其纳入国家科技创新规划,制定切实可行的中长期发展路线图,并形成系统的政策支持体系给予保障;突出大数据平台的标准化建设,制定数据开发利用与共享的管理制度,构建统一的中西医结合学术术语体系,形成可互操作、可扩展的标准化数据集,为后续算法研发奠定数据基础;深入探索大数据技术在中西医结合诊疗和药物研发等领域的创新应用,持续进行技术积累,同时加强顶层设计与组织领导,建立统一高效的管理运行机制;广泛凝聚产学研各界力量,构建开放的技术创新合作平台,并加强国际交流合作,实现资源优化配置;加大资金和政策支持力度,鼓励关键核心技术突破和转化应用,培育壮大相关产业,发挥中西医结合与人工智能技术融合在提升医疗服务能力中的重要作用。

5.2.1 确立更加客观化、规范化的中西医结合诊疗标准

当前,中西医病证结合诊治标准化建设还比较薄弱,这已成为制约其规范化发展的短板。因此,必须充分认识标准化的重要战略意义,将其作为优先发展方向,动员全国资源和力量参与进来。

在中西医结合标准化方面,应优先开展临床诊疗技术标准研究制定,编制诊疗规范和指南,规范临床诊疗行为。应建立统一的症状描述标准,利用人工智能技术分析大数据推导疾病诊断标准,并通过临床验证完善诊疗方案,以提升中西医结合服务水平。在中医体质标准化方面,当前存在过于主观的问题。应尽快构建规范的辨证描述体系,发展数字化的四诊采集系统,用大数据训练人工智能模型,建立客观的体质判断标准,同时持续开展标准化研究,形成动态更新机制。

在组织管理方面,应鼓励组建高水平的中西医结合标准专家委员会,负责标准研究制定和监督实施。建立严格的监管机制,引导医疗机构规范开展中西医结合诊疗,加强标准化建设与国际接轨,参与国际标准制定。通过持续推进中西医结合标准化建设,不仅可以规范临床诊疗行为,还为后续中西医结合信息化和智能化应用奠定基础,将有力提升中西医结合服务水平和国际影响力。

5.2.2 构建具有大量数据并具有安全性的资源共享平台

为了更好地融合中西医结合与人工智能技术,进一步提升医疗服务水平,建立具备大数据和安全性的资源共享平台显得尤为重要。该类平台应能够收集全国各地、各个年龄段的中医辨证、辨质数据,以排除地域、饮食、气候、年龄等因素对研究结果的影响,进而提高研究结果的准确性和普适性。

政府可以通过制定相关政策法规,明确数据采集和共享的标准,确保资源共享平台的合法性和隐私保护,为平台的正常运行提供法律支持,并增强公众对数据安全和隐私保护的信任。政府应指导或牵头建设资源共享平台,整合来自全国各地

的中医辨证、辨质数据,通过高效的数据采集、存储和管理,以及先进的数据安全技术,确保数据的完整性和安全性。同时,鼓励各个地区的医疗机构和研究机构积极参与资源共享平台的建设,通过合作和共享,可以积累更多的数据样本,提高研究结果的可靠性和代表性。此外,通过提供技术支持和培训,帮助医疗机构和专业人员正确使用资源共享平台,包括提供技术指导、培训课程和技术支持团队,以确保平台的有效运行和数据的正确使用。

通过建立具有大数据并具有安全性的资源共享平台,可以有效提高人工智能与中西医结合医学研究结果的准确性和普适性,为前端临床应用提供更可靠的依据,进一步提升医疗服务的质量和效果。

5.2.3　加强中西医结合人工智能理论与临床研究

在当前智慧医疗领域快速发展的背景下,加强中西医结合理论与临床研究对于推动医疗科技创新、提高医疗质量和服务水平具有重要意义。对于高校院所和智能硬件、移动医疗、远程医疗、医院信息化等智慧医疗企业而言,多学科交叉,深入研究中西医结合 AI,推动其理论与临床应用的结合,是实现医疗领域跨界合作与创新发展的关键一步。

以国家和省级中西医结合科研机构为核心,以医疗机构和企业为主体,依托国家和省级重点实验室开展以下行动。

(1) 积极开展理论和临床研究: 高校院所应针对当前的重大疾病和疑难疾病,积极开展中西医结合临床研究,通过临床实践探索中西医结合防治的新方法、新技术、新方案和新药物,凝练创新中西医结合新理论;智慧医疗企业可同时参与探索中西医结合循证医学研究的新方法,提供技术平台和分析支持。

(2) 探索中西医结合与智能技术融合: 高校院所应在中医理论指导下,结合先进的科学技术,加强中医与药学、多组学、信息学等学科的深度交叉融合。同时,通过应用人工智能技术,如机器学习、数据挖掘和智能诊断系统等,挖掘和分析中医和西医的临床数据,提升中西医结合的诊断和治疗效果;医疗科技企业可以协助训练垂类 LLM 并研发创新性智能辅助决策系统,为医生提供个性化的中西医结合治疗方案,提高医疗质量和效率。

5.2.4 搭建全面且标准化的患者医疗信息收集体系

在推动中西医结合与人工智能技术融合的进程中,医院在全面、规范地收集患者诊疗信息方面发挥着关键作用。为确保数据的准确性和完整性,医院应采取一系列专业性措施。

首先,医院应确立统一的数据采集标准,以保证中西医结合和人工智能技术所需的患者诊疗信息具备一致性和可比性,包括明晰数据元素、规范数据格式、强调数据质量要求等方面的标准制定。通过建立统一标准,医院能够更好地整合中西医结合 AI 技术所需的数据,为后续的数据分析和应用提供可靠的基础。其次,医院应引入垂类 LLM 支持,实现患者诊疗信息的电子化记录和智能化管理,高效地收集、存储和分析海量多模态医疗数据。在确保数据完整性、一致性和安全性的基础上,提供灵活的数据访问和共享方式,以促进中西医结合和人工智能技术的研究和应用。此外,医院还应加强医务人员的专业培训,提升从业人员在完整且标准化患者诊疗信息收集方面的专业水平。培训内容可以包括数据收集的标准操作程序、大模型辅助信息收集工具的使用技巧以及数据隐私和安全保护的专业知识。通过系统性培训,医务人员将更加熟悉和娴熟地运用大模型辅助信息收集,确保医疗数据的准确采集和记录。最后,医院还应建立严格的质量控制机制,监测和评估患者诊疗信息的收集质量,可以通过定期的数据质量检查和审核,以及与其他医院或行业标准的对比来实现。医院可以设立专门的质量控制团队,负责监督数据采集过程中的准确性、一致性和完整性,并及时纠正和改进数据收集中的问题。

5.2.5 设计合理且高效的医技融合疗效评价机制

中西医结合与人工智能技术融合应用的疗效评价工作对医院具有重要的价值,通过评价工作,医院可以客观评估应用的疗效和效果,为临床决策提供科学依据,改善治疗效果,提高患者满意度。此外,疗效评价还可以推动中西医结合和人工智能技术的进一步融合与发展,促进医院的科技创新和转型升级。

医院可以采取以下行动建议。

(1)制定评价指标体系:医院应根据中西医结合与人工智能技术融合应用的

特点和目标,制定科学、全面的评价指标体系,覆盖疾病诊断准确率、治疗效果、患者满意度、生活质量改善等维度,以全面评估疗效和效果。

(2) **成立评价团队**:医院应组建专业的评价团队,包括中西医专家和人工智能技术专家,团队应具备跨领域的专业知识,共同制定评价方法和标准,并进行数据分析和结果评估。通过团队合作,充分发挥各方优势,提高评价工作的专业性和准确性。

(3) **参与临床试验**:医院可以积极参与中西医结合 AI 类项目的临床试验和研究,验证其疗效和效果。通过科学的试验设计和实施,获得更高水平的证据支持,以推动人工智能技术在中西医结合领域更加广泛的发展与应用。

(4) **开展回顾性研究**:医院可以回顾性地研究过去的临床数据和病例,探索医技融合应用的真实世界疗效与效果。通过回顾性研究,可以提取大量的实际临床数据,进行分析和评估,为疗效评价提供支持。

(5) **定期评估和改进**:医院应定期进行中西医结合与人工智能技术融合应用的疗效评价,并根据评价结果进行改进和优化。通过持续的评估,及时发现问题和不足之处,并采取相应措施改进应用效果。

5.2.6 探索革新模型选择与人工智能辅助系统构建

随着 AI 技术发展,医疗领域已经开始应用传统机器学习模型和深度学习模型,以实现中西医结合的目标。然而,由于数学模型的多样性和不断涌现的新模型,为了构建符合中西医诊疗特色的 AI 辅助系统,研发机构和企业需要精准选择和整合不同模型,并结合中西医学的理论和实践进行综合研究。

首先,在模型选择与集成方面,研发机构和企业应根据具体的中西医诊疗问题,综合考虑不同数学模型的优势和适用性,以确保其能够满足医生的需求。传统机器学习模型,如线性回归、逻辑回归、决策树、支持向量机、贝叶斯分类等,可以用于中医疾病分类和特征提取。深度学习模型,如前馈神经网络、卷积神经网络、循环神经网络等,适用于处理医疗影像数据和时序数据。此外,模型集成可以进一步提高预测和诊断的准确性,使医生能够更好地结合中西医的理念进行综合分析。其次,数据预处理与特征工程在中西医结合 AI 辅助系统的建设中也占据重要地位。研发机构和企业需要精细化处理海量多模态临床数据，以确保数据的质量和可用性。对于舌象数据，可以借助卷积神经网络提取舌象图像特征，并将其数字化以便于进一步分析。对于脉象的时序数据，可以利用卷积神经网络提取脉象的时序特征，并结合随机森林、MLP 等分类算法来判断脉象的类型。特征工程的合理设计可以提高模型的性能，同时应根据中西医学的实际需求来选择和提取特征。此外，在算法优化与模型调参方面，为了提高 AI 辅助系统的性能，研发机构和企业应进行算法优化和模型调参，并结合中西医的临床经验进行综合分析，包括选择合适的损失函数、优化算法和正则化方法，以提高模型的训练效果和泛化能力。同时，通过调整模型的超参数，如学习率、批次大小等，可以进一步优化模型的性能和稳定性，确保其与中医的临床实践相协调。最后，在验证与评估方面，研发机构和企业应注重验证与评估，以确保系统在不同临床情况下的稳定性和准确性。通过交叉验证、验证集和测试集的划分，可以评估模型在不同数据集上的泛化能力，还可以运用性能指标如准确率、召回率、F1 分数等来评估模型的性能表现，并与医生的专业判断进行对比和验证，确保 AI 辅助系统能够真正支持中西医结合的临床实践，以更好地为患者提供个性化的诊疗服务。

5.2.7 加强关键核心技术研发，深化产学研用合作机制

为推动中西医结合与人工智能技术的深度融合，特别是在提升 AI 技术与成果的产业转化方面，研发机构及医疗科技企业可以采取一系列更加具体和专业性的举措。在关键技术研发方面，研发机构及企业应聚焦在中西医结合领域内的关键疾病分类与诊断技术，特别是那些对患者治疗具有重要意义的疾病。加大对关键核心技术的研发投入和力度，利用深度学习模型来研发高精确性和高可靠性的工具，例如传统舌象和脉象分析，以及中医药研发中的分子模拟技术，不断填补本领域中的技术空白。通过不断提升这些疾病分类与诊断工具的精度，将显著提高中西医结合治疗的效果。同时，为了实现数据的流畅共享，研发机构及企业应采用标准化的数据采集和存储方法，以此来实现不同系统和平台之间的互操作性，促进跨领域合作，提高研究效率和结果的可靠性。在深化产学研用合作方面，研发机构及企业可与医院、研究所和医学院等机构建立联合研究中心，专注于中西医结合与人

工智能技术的研究和开发，为研究人员提供实际的临床数据，鼓励医工交叉合作创新，以解决真实世界的医疗问题。此外，为了推动产业化，研发机构及企业应积极探索技术转让和知识产权管理策略，包括将研究成果转化为商业产品，制定合理的知识产权战略，以保护知识产权并激发市场竞争力。同时，鼓励企业和医疗机构合作培养跨学科的研究团队，包括工程师、医生和数据科学家，以更好地理解医疗需求，共同开展研究项目，从而实现技术的产业化。

在知识产权和科技成果转化方面，需要建立相关制度，以保护研究者的权益，促进创新性医疗科技成果的转化和应用。其次，中西医结合领域的领军人才在推动中西医结合 AI 项目发展方面具有重要作用，应充分发挥他们的指导引领作用，为医疗前沿项目的创新和完善提供指导。此外，为了增强项目的延续性和深度，对于行业内一致认可、具有重大意义或获得特殊成绩的项目成果，应给予持续支持，通过召集多领域的专家团队，制定科学合理的研究方案，并指定项目团队中的优秀人才继续开展相关研究，实现研究成果的传承和发展。此外，公开招标和设立明确的考核体系也是推动中西医结合 AI 项目发展的有效方式。通过广泛征集科学家并设立问题和结果导向的考核体系，可以促进技术攻关与创新，提高项目的科学性和实用性，激发研究者的主观能动性，推动他们积极投入到创新研发和成果转化中去。

通过创新完善中西医结合 AI 项目成果管理机制，将有效推动中医药的传承创新发展，促进中西医结合与人工智能技术的融合，为中医药事业注入新的活力。

5.2.8　明确责任边界，完善智能医疗产业法律法规制定

智能医疗产业的迅速发展和人工智能技术的广泛应用在带来巨大机遇的同时，也引发了一系列问题，包括隐私保护、安全风险、知识产权和伦理等方面的挑战。为了确保智能医疗的可持续发展，我国应重视该领域法律法规建设和行业规则制定，以明确各主体的权利、义务和责任，规范行业内的创新和应用活动。

首先，政府应制定相关法律法规，明确智能医疗领域的准入标准、数据隐私保护要求、安全审查机制等，以确保智能医疗产业的健康发展。同时，政府还应加强

监管和执法力度,建立健全的行业监管机制,对违规行为进行严肃处理,保护公众的合法权益。其次,行业内主体应积极参与制定行业规则。各类主体,包括医院、科研机构、企业等,应开展合作,明确各自的责任和义务,参与数据使用与共享规则、知识产权保护机制、伦理准则等规则制定,以确保创新型医疗技术的安全、可靠和道德合规。此外,政策设计需要综合运用多种工具。在支持智能医疗产业发展的同时,政府应关注人工智能等前沿技术为医疗产业带来的道德责任。针对不同场景的需求,政策设计应予以灵活性,优化现有政策,支持资源合理配置。在资源分配上应优先考虑对需求大、时间紧迫、效果显著的场景进行支持,并及时更新政策体系,抓住产业政策力度转换的时机,不断激发智能医疗产业的增长活力,推动产业健康、蓬勃发展,为人们提供更加安全、可信和高质量的医疗服务。

5.2.9 加速"中西医+人工智能"复合型人才培养模式构建

随着教育信息化进入新的阶段,借助 AI 技术推动医学教育的发展已经成为中西医教育领域研究的重要课题,通过技术赋能可以实现更加个性化、高效和智能化的教学,进一步提升人才培养质量与效果。在这一背景下,探索如何充分利用 AI 技术推动教学创新,解决中西医+AI 复合型人才短缺的困境,成为各界关注的焦点。

首先,医院可以构建校院结合的中西医师承模式,并利用 AI 平台将线上线下学习相结合。通过虚拟平台中的真实案例反复进行训练,可以帮助青年医生建立"有是证,用是方"的辨证思维及精准用药思路,同时积累临床经验,突破时间和地域的限制,助力校院结合中医师承模式的实现。其次,医院可以制订"重经典、强技能、秉传承、求实用"的人才培养方案,并在现行人才培养方案的基础上,引导青年医生树立终身学习理念,为后续临床工作奠定坚实基础。通过 AI 技术的运用,医院可以提供智能化的学习平台和工具,以便医生更便捷地进行中医经典的学习和理解。此外,医院还应注重实践教学环节。通过内外部合作为青年医生提供充分的实践教学与交流机会,让他们在真实临床环境中运用 AI 技术赋能中西医临床应用。同时,引入虚拟实境技术,提供虚拟临床场景,让学员在模拟环境中进行实践训练,加强技能的培养。最后,医院还应重视师资队伍建设,招聘具备中西医＋AI背景和经验的教师和临床专家,传授知识技能,并引导学员在实践中掌握复合型人才所需的技能,同时支持教师参与学术交流和研究活动,提升他们的专业水平和教学能力。

医疗人工智能政策

6.1 产业支持

文 件 名 称	发布时间	发文机关	主 要 内 容
《生成式人工智能服务管理暂行办法》	2023.07	国家互联网信息办公室、国家发展和改革委员会、教育部、科技部、工业和信息化部、公安部、国家广播电视总局	鼓励生成式人工智能技术在各行业、各领域的创新应用,生成积极健康、向上向善的优质内容,探索优化应用场景,构建应用生态体系
《关于进一步完善医疗卫生服务体系的意见》	2023.03	中共中央办公厅、国务院办公厅	发展"互联网＋医疗健康",建设面向医疗领域的工业互联网平台,加快推进互联网、区块链、物联网、人工智能、云计算、大数据等在医疗卫生领域中的应用,加强健康医疗大数据共享交换与保障体系建设
《数字中国建设整体布局规划》	2023.02	中共中央、国务院	推动数字技术和实体经济深度融合,在农业、工业、金融、教育、医疗、交通、能源等重点领域,加快数字技术创新应用
《关于支持建设新一代人工智能示范应用场景的通知》	2022.08	科技部	智能诊疗。针对常见病、慢性病、多发病等诊疗需求,基于医疗领域数据库知识库的规模化构建、大规模医疗人工智能模型训练等智能医疗基础设施,运用人工智能可循证诊疗决策医疗关键技术,建立人工智能赋能医疗服务新模式。重点面向县级医院,提升基层医疗服务水平

文 件 名 称	发布时间	发文机关	主　要　内　容
《关于加快场景创新以人工智能高水平应用促进经济高质量发展的指导意见》	2022.07	科技部、教育部、工业和信息化部、交通运输部、农业农村部、国家卫生健康委员会	医疗领域积极探索医疗影像智能辅助诊断、临床诊疗辅助决策支持、医用机器人、互联网医院、智能医疗设备管理、智慧医院、智能公共卫生服务等场景
《"十四五"中医药发展规划》	2022.03	国务院办公厅	完善以病人为中心的服务功能,优化服务流程和方式,总结推广中医综合诊疗模式、多专业一体化诊疗模式和集预防、治疗、康复于一体的全链条服务模式。推进智慧医疗、智慧服务、智慧管理"三位一体"的智慧中医医院建设。建设中医互联网医院,发展远程医疗和互联网诊疗。持续推进"互联网＋医疗健康""五个一"服务行动。构建覆盖诊前、诊中、诊后的线上线下一体化中医医疗服务模式,让患者享有更加便捷、高效的中医药服务
《公立医院高质量发展促进行动(2021—2025 年)》	2021.10	国家卫生健康委员会、国家中医药管理局	建设"三位一体"智慧医院。将信息化作为医院基本建设的优先领域,建设电子病历、智慧服务、智慧管理"三位一体"的智慧医院信息系统,完善智慧医院分级评估顶层设计。鼓励有条件的公立医院加快应用智能可穿戴设备、人工智能辅助诊断和治疗系统等智慧服务软硬件,提高医疗服务的智慧化、个性化水平,推进医院信息化建设标准化、规范化水平,落实国家和行业信息化标准
《关于印发"十四五"全民医疗保障规划的通知》	2021.09	国务院办公厅	完善"互联网＋医疗健康"医保管理服务。完善"互联网＋医疗健康"医保服务定点协议管理,健全"互联网＋"医疗服务价格和医保支付政策,将医保管理服务延伸到"互联网＋医疗健康"医疗行为,形成比较完善的"互联网＋医疗健康"医保政策体系、服务体系和评价体系
《"十四五"国家信息化规划》	2021.01	中央网络安全和信息化委员会	积极探索运营信息化手段,优化医疗服务流程,加快建设医疗重大基础平台及医疗专属云建设,推动各级医疗卫生机构信息系统数据共享及业务协同,建设互通互联的各级全民健康信息平台

续　表

文　件　名　称	发布时间	发文机关	主　要　内　容
《国家新一代人工智能开放创新平台建设工作指引》	2019.08	科技部	鼓励人工智能细分领域领军企业搭建开源、开放平台，面向公众开放人工智能技术研发资源，向社会输出人工智能技术服务能力，推动人工智能技术的行业应用，培育行业领军企业，助力中小微企业成长
《关于促进人工智能和实体经济深度融合的指导意见》	2019.03	国务院	稳步推进教育、医疗、能源、公共安全等领域数据的内部整合、共享与对外开放，制定数据资源清单和开放计划，支持相关企事业单位联合人工智能企业围绕应用场景开展人工智能服务，鼓励优质机构人工智能服务能力和资源向地方开放
《关于促进"互联网＋医疗健康"发展的意见》	2018.04	国务院办公厅	推进"互联网＋"人工智能应用服务。开展基于人工智能技术、医疗健康智能设备的移动医疗示范，实现个人健康实时监测与评估、疾病预警、慢病筛查、主动干预。加强临床、科研数据整合共享和应用，支持研发医疗健康相关的人工智能技术、医用机器人、大型医疗设备、应急救援医疗设备、生物三维打印技术和可穿戴设备等
《关于印发新一代人工智能发展规划的通知》	2017.07	国务院	推广应用人工智能治疗新模式新手段，建立快速精准的智能医疗体系。基于人工智能开发医疗设备、开展研究和新药研发，推进医药监管智能化。计划到2025年，新一代人工智能在智能医疗等领域得到广泛应用

来源：政府官网，上海人工智能研究院整理

6.2　医疗人工智能软件

文　件　名　称	发布时间	发文机关	主　要　内　容
《人工智能医疗器械等6项注册审查指导原则和技术审评要点》	2022.11	人工智能医疗器械创新合作平台	规范人工智能医疗器械注册申报资料要求和技术审评要求，促进人工智能医疗器械产业健康发展。针对人工智能医疗器械的特点，明确相应技术审评要求，包括通用技术要求和重点产品要求，进而构建人工智能医疗器械指导原则体系，提升我国在相应监管领域的国际影响力和话语权

续　表

文 件 名 称	发布时间	发文机关	主 要 内 容
《肺结节 CT 图像辅助检测软件注册审查指导原则》	2022.05	国家药品监督管理局医疗器械技术审评中心	作为人工智能医疗器械指导原则体系的重要组成部分,基于人工智能医疗器械审评指导原则的通用要求,明确了肺结节 CT 图像辅助检测软件的具体要求
《人工智能医疗器械注册审查指导原则》	2022.03	国家药品监督管理局医疗器械技术审评中心	指导注册申请人建立人工智能医疗器械生存周期过程和准备人工智能医疗器械注册申报资料,同时规范人工智能医疗器械的技术审评要求。"人工智能医疗器械"是指基于"医疗器械数据",采用人工智能技术实现其预期用途(即医疗用途)的医疗器械
《医疗器械网络安全注册审查指导原则(2022 年修订版)》	2022.03	国家药品监督管理局医疗器械技术审评中心	指导注册申请人规范医疗器械网络安全生存周期过程和准备医疗器械网络安全注册申报资料,同时规范医疗器械网络安全的技术审评要求
《医疗器械软件注册审查指导原则(2022 年修订版)》	2022.03	国家药品监督管理局医疗器械技术审评中心	指导注册申请人规范医疗器械软件生存周期过程和准备医疗器械软件注册申报资料,同时规范医疗器械软件的技术审评要求
《人工智能医用软件产品分类界定指导原则》	2021.07	国家药品监督管理局	根据《医疗器械监督管理条例》《医疗器械分类规则》及《医疗器械分类目录》等规定,指导人工智能医用软件产品管理属性和管理类别判定。"人工智能医用软件"是指基于医疗器械数据,采用人工智能技术实现其医疗用途的独立软件
《深度学习辅助决策医疗器械软件审评要点》	2019.07	国家药品监督管理局医疗器械技术审评中心	适用于深度学习辅助决策医疗器械软件(含独立软件、软件组件)的注册申报
《移动医疗器械注册技术审查指导原则》	2017.12	原国家食品药品监督管理总局(现国家药品监督管理局)	注册申请人对移动医疗器械注册申报资料的准备,同时也为技术审评部门提供参考

来源:政府官网,上海人工智能研究院整理

6.3 医疗人工智能诊疗规范

文 件 名 称	发布时间	发文机关	主 要 内 容
《人工智能辅助治疗技术临床应用质量控制指标(2022 年版)》	2022.04	国家卫生健康委员会	对人工智能辅助治疗技术涉及的平均术前准备时间、平均手术时间、重大并发症发生率、手术中转率、术中设备不良事件发生率、术中及术后死亡率、各专业月手术量及人工智能辅助治疗技术比例以及平均住院日等概念进行界定
《人工智能辅助治疗技术临床应用管理规范(2022 年版)》	2022.04	国家卫生健康委员会	规范人工智能辅助治疗技术临床应用,保证医疗质量和医疗安全,对于医疗机构、人员、技术管理以及培训管理的要求进行细化规定
《国家限制类技术目录(2022 年版)》	2022.04	国家卫生健康委员会	"人工智能辅助治疗技术"专指应用机器人手术系统辅助实施手术的技术。目录列举了包括机器人辅助操作、腹腔镜机器人辅助操作、经皮机器人辅助操作、内镜机器人辅助操作、胸腔镜机器人辅助操作以及其他和未特指的机器人辅助操作
《互联网诊疗监管细则(试行)》	2022.02	国家卫生健康委员会、国家中医药管理局	明确人工智能软件不得冒用、替代医师本人接诊。处方应由接诊医师本人开具,严禁使用人工智能等自动生成处方

来源:政府官网,上海人工智能研究院整理

6.4 医疗人工智能数据合规

文 件 名 称	发布时间	发文机关	主 要 内 容
《个人信息保护法》	2021.08	全国人大常委会	规范个人信息处理活动,并对个人信息及个人敏感信息(包括医疗健康)进行区分界定

文 件 名 称	发布时间	发文机关	主 要 内 容
《信息安全技术—健康医疗数据安全指南》	2021.07	国家市场监督管理局、国家标准化管理委员会	指导健康医疗数据控制者对健康医疗数据进行安全保护,也可供健康医疗、网络安全相关主管部门以及第三方评估机构等组织开展健康医疗数据的安全监督管理与评估等工作时参考
《数据安全法》	2021.06	全国人大常委会	规范数据处理活动及其安全监管,对数据分类分级保护制度、数据安全保护义务以及数据出境管理等方面进行规定
《药物临床试验质量管理规范》	2020.07	国家药品监督管理局、国家卫生健康委员会	针对临床试验不同主体(包括申办者、临床试验机构以及主要研究者)规范临床试验数据的真实性、可靠性和合规性
《国家健康医疗大数据标准、安全和服务管理办法(试行)》	2018.07	国家卫生健康委员会	明确各级卫生健康部门、医疗卫生机构、相关应用单位及个人在健康医疗大数据标准管理、安全管理、服务管理中的职责权利。"健康医疗大数据"是指在人们疾病防治、健康管理等过程中产生的与健康医疗相关的数据
《人口健康信息管理办法(试行)》	2014.05	原国家卫生和计划生育委员会(现国家卫生健康委员会)	规范各级各类医疗卫生计生服务机构所涉及的人口健康信息的采集、管理、利用、安全和隐私保护工作
《医疗机构病例管理规定》	2013.11	原国家卫生和计划生育委员会(现国家卫生健康委员会)、国家中医药管理局	明确医疗机构及其医务人员应当严格保护患者隐私,禁止以非医疗、教学、研究目的的泄露患者的病历资料

来源：政府官网,上海人工智能研究院整理

6.5　医疗人工智能伦理治理

文 件 名 称	发布时间	发文机关	主 要 内 容
《生成式人工智能服务管理暂行办法》	2023.07	国家互联网信息办公室等七部门	提供和使用生成式人工智能服务,应当遵守法律、行政法规,尊重社会公德和伦理道德

续　表

文 件 名 称	发布时间	发文机关	主 要 内 容
《关于加强科技伦理治理的意见》	2022.03	中国中央办公厅、国务院办公厅	明确从事生命科学、医学、人工智能等科技活动的单位,研究内容涉及科技伦理敏感领域的,应设立科技伦理(审查)委员会。重点加强生命科学、医学、人工智能等领域的科技伦理立法研究,及时推动将重要的科技伦理规范上升为国家法律法规
《新一代人工智能伦理规范》	2021.09	国家新一代人工智能治理专业委员会	本规范旨在将伦理道德融入人工智能全生命周期,促进公平、公正、和谐、安全,避免偏见、歧视、隐私和信息泄露等问题
《涉及人的生命科学和医学研究伦理审查办法(征求意见稿)》	2021.03	国家卫生健康委员会	规范在中华人民共和国境内的医疗卫生机构、高等学校、科研院所等开展涉及人的生命科学和医学研究伦理审查工作。明确所有涉及人的生命科学和医学研究活动均应当接受伦理审查
《新一代人工智能治理原则——发展负责任的人工智能》	2019.06	国家新一代人工智能治理专业委员会	人工智能发展相关各方应遵循和谐友好、公平公正、包容共享、尊重隐私、安全可控、共担责任、开放协作、敏捷治理八条原则
《涉及人的生物医学研究伦理审查办法》	2016.10	原国家卫生和计划生育委员会(现国家卫生健康委员会)	规范各级各类医疗卫生机构开展涉及人的生物医学研究伦理审查工作

来源:政府官网,上海人工智能研究院整理

6.6　外商投资

文 件 名 称	发布时间	发文机关	主 要 内 容
《生成式人工智能服务管理暂行办法》	2023.07	国家互联网信息办公室等七部门	第二十三条规定"外商投资生成式人工智能服务,应当符合外商投资相关法律、行政法规的规定"。为我国人工智能产业发展创造一个更加公平、透明和可预期的法律环境

续　表

文　件　名　称	发布时间	发文机关	主　要　内　容
《鼓励外商投资产业目录（2022年版）》	2022.10	国家发展和改革委员会、商务部	继续将先进制造业作为鼓励外商投资的重点方向，在医药制造、半导体、新材料、计算机与通信、新能源、人工智能等技术密集型行业均新增或扩充了产业条目

来源：政府官网，上海人工智能研究院整理

参考文献

［1］张雅娟,姜云耀."十四五"时期中医药现代化主要研究方向的探讨[J].世界科学技术：中医药现代化,2022,24(3)：6.

［2］吴欣然,陈云云.互联网医院推动中医药优质资源辐射的探索与实践[J].中医药管理杂志,2022(15)：30.

［3］郭静,司宜蓓,王永博,等.临床实践指南实施性促进研究之三：中医/中西医结合指南知识图谱框架设计[J].医学新知,2022,32(3)：9.

［4］商洪才,张晓维.数智融合促进中医药传承创新发展[J].北京中医药,2023,42(5)：464-466.

［5］林瑞华,张雨恬,王学成,等.基于互联网模式下的中医药个体化智慧诊疗服务模式研究[J].中草药,2022,53(13)：4223-4232.

［6］汪南玥,刘佳,宋诗博.基于人工智能的中医多诊合参技术研究现状与展望[J].中华中医药杂志,2022,37(1)：4.

［7］刘金垒,胡骏,刘咏梅,等.基于证候要素探讨中医人工智能诊疗系统设计[J].国际中医中药杂志,2023,45(10)：1201-1206.

［8］赵国桢,郭诗琪,庞华鑫,等.人工智能技术在辅助中医诊疗及诊疗标准化中的应用[J].中医杂志,2022,63(24)：5.

［9］刘晓芸,谢盈彧.人工智能与中医体质结合研究的现状与展望[J].时珍国医国药,2022,33(10)：2467-2469.

［10］孟晓媛,张艳,陈智慧.人工智能在中医药领域的应用与发展[J].吉林中医药,2023,43(5)：618-620.

[11] 杨璠,李连新,陈菊.人工智能在中医治未病领域的研究现状与发展[J].电脑知识与技术：学术交流,2022(7)：18.

[12] 吕文良,王丽,汪青楠.新时代下对促进中西医结合发展的思考[J].中国科学基金,2023,37(1)：5.

[13] 王彩霞,刘双萍,程卫东.依托人工智能技术,助力中医技能型人才培养[J].卫生职业教育,2023,41(15)：21-24.

[14] 李新龙,黄培冬,朱爽,等.智能化挖掘中医临床诊疗数据面临的问题和挑战[J].中华中医药杂志,2022,37(12)：4.

[15] 孔志勇,王小强,杜颜伶.智能人体腧穴针灸模型[J].电子制作,2022,30(2)：26-28.

[16] 刘堃靖,张红,刘昊,等.智能中医辨证施治诊疗平台构建研究与实践[J].中国卫生信息管理杂志,2023,20(3)：333-338.

[17] 胡晓娟,崔骥,屠立平,等.中医脉象智能分析方法研究述评[J].中国中医药信息杂志,2023,30(8)：181-186.

[18] 张世祺,孙宇衡,咸楠星,等.中医四诊客观化与智能化研究进展[J].中医药导报,2023,29(6)：170-174.

[19] 李红岩,李灿,郎许锋,等.中医四诊智能化现状及关键技术探讨[J].中医杂志,2022,63(12)：1101-1108.

[20] 程京,李勐,李航,等.中医智能装备研究进展与思考[J].广西医科大学学报,2023,40(4)：523-532.

[21] 张云龙,马学思,吴锐,等.中医推拿智能化开发技术路线探讨与应用[J].中医药通报,2023,22(3)：51-54.

[22] 王松,李正钧,杨涛,等.中医药知识图谱研究现状及发展趋势[J].南京中医药大学学报,2022,38(3)：272-278.

[23] 高远,张仕娜,盛博洋,等.由ChatGPT引发中医智能诊断研究中数据问题的思考[J].湖南中医药大学学报,2023,43(7)：1320-1324.

[24] 马欣欣,万生芳,魏昭晖,等.医疗大数据背景下的人工智能在中医诊断中的应用研究[J].世界中医药,2023,18(11)：1579-1582.

[25] 李盼飞,张楚楚,李海燕.科技赋能中医古籍精华传承与创新应用[J].中医杂志,2023,64(15):1519-1524.

[26] 费红琳,黄理杰,陆东海,等.基于视觉的腰背部中医通络机器人穴位定位方法[J].现代中医药,2023,43(5):24-30.

[27] 谢彬.基于大数据的智慧中医诊疗模式应用研究[J].电子元器件与信息技术,2022,6(8):143-146.

[28] 叶选挺,马诗敏,王宇,等.场景驱动视角下我国智能医疗产业演化研究[J].科技进步与对策,2023,40(24):20-30.

[29] 陈士奎.中西医结合医学导论[M].北京:中国中医药出版社,2005.

[30] 佚名.陈可冀、姚新生、李恩、危北海、陈士奎等著名专家学者论中西医结合[J].中医药学刊,2002,20(5):551-552,570.

[31] 丛斌,陈香美.中西医结合的认识论和方法论[J].中国中西医结合杂志,2021,41(6):742-747.

[32] 张远望.人工智能与应用[J].中国科技纵横,2015(20):22.

[33] MARIOS. The socio-organizational age of artificial intelligence in medicine[J]. Artificial Intelligence in Medicine, 2001, 23(1):25-47.

[34] 田赛男,刘琦,夏帅帅,等.人工智能技术在中医药领域中的应用与思考[J].时珍国医国药,2021,32(11):2740-2742.

[35] 施建蓉,王毅敏.上海中西医结合发展七十年[M].上海:上海科学技术出版社,2022.

[36] 何伟红,金晖.总第38期前沿视点:人工智能和机器学习引领智慧医疗发展[R].北京:IQVIA,2018.

[37] 白春清.中医专家系统三十年[J].医学信息(上旬刊),2011,24(2):550-552.

[38] 杨涛,朱学芳.中医辨证智能化研究现状及发展趋势[J].南京中医药大学学报,2021,37(4):597-601.

[39] 石英杰,李宗友,赵攀,等.我国中医计算机辅助诊断研究热点与趋势的知识图谱分析[J].中国中医药图书情报杂志,2021,45(2):11-18.

［40］韦昌法,晏峻峰.从知识表示与推理方法探讨中医数字辨证发展［J］.中华中医药杂志,2019,34(10)：4471－4473.

［41］李新龙,刘岩,何丽云,等.知识图谱研究概况及其在中医药领域的应用［J］.中国中医药信息杂志,2017,24(7)：129－132.

［42］HU Q，YU T，LI J，et al. End-to-End syndrome differentiation of Yin deficiency and Yang deficiency in traditional Chinese medicine［J］. Comput Meth Prog Bio，2019(174)：9－15.

［43］李佳佳.基于深度学习的高血压病肝火亢盛证面部色诊研究［D］.北京：中国中医科学院,2020.

［44］张阳,凌娜,张国华,等.基于深度学习多囊卵巢综合征辨证分型的构建与实现［J］.辽宁中医药大学学报,2019,21(5)：13－16.

［45］LIANG Z，LIU J，OU A，et al. Deep generative learning for automated EHR diagnosis of traditional Chinese medicine［J］. Comput Meth Prog Bio，2019(174)：17－23.

［46］ZHANG T，LIU M. The causality research between syndrome elements by attribute topology［J］. Comput Math Methods Med，2018：9707581.

［47］WAN H，MOENS M，LUYTEN W，et al. Extracting relations from traditional Chinese medicine literature via heterogeneous entity networks［J］. J Am Med Inform Assoc，2016,23(2)：356－365.

［48］ZHANG H，NI W. Artificial intelligence-based traditional Chinese medicine assistive diagnostic system：Validation study［J］. JMIR Medical Informatics，2020，8(6)：e17608.

［49］王旸.人工智能背景下中医诊疗技术的应用与展望［J］.信息与电脑,2019(11)：135－136.

［50］张德政,哈爽,刘欣,等.中医药领域人工智能的研究与发展［J］.情报工程,2018,1(3)：13－23.

［51］刘健,蒋卫民,沈宫建.基于数据分析的高血压中医智能诊疗专家系统设计［J］.北京中医药,2019,38(9)：904－907.

[52] 许家佗.舌象客观化识别方法的研究进展[J].上海中医药杂志,2002,23(2)：42-45.

[53] 余兴龙,谭耀麟,竺子民,等.中医舌诊自动识别方法的研究[J].中国生物医学工程学报,1994,13(4)：336-343.

[54] 王怡,陈辉.中医舌诊研究进展与展望[J].实用中西医结合杂志,1998,11(1)：13-14.

[55] 王宏武,王峰,王晓洒,等.人工智能在中医诊察中的应用综述[J].电脑知识与技术,2019,15(19)：201-203.

[56] 王爱民,赵忠旭,沈兰荪.中医舌象自动分析中舌色、苔色分类方法的研究[J].北京生物医学工程,2000(3)：136-142.

[57] 赵文,张佳,徐佳君,等.四诊合参智能化发展现状及实现路径[J].中医杂志,2020,61(1)：58-62.

[58] 郭红霞,王炳和,张丽琼,等.基于小波包分析和BP神经网络的中医脉象识别方法[J].计算机应用研究,2006(6)：185-187.

[59] 徐礼胜.中医脉象数字化研究[D].哈尔滨：哈尔滨工业大学,2006.

[60] LIU Y H, YANG Q H, SHI H F. Pulse feature analysis and extraction based on pulse mechanism analysis; proceedings of the 2009 WRI World Congress on Computer Science and Information Engineering, F, 2009[C]. IEEE.

[61] 颜建军,陈松晔,燕海霞,等.基于递归图和卷积神经网络的脉象分析识别[J].计算机工程与应用,2020,56(7)：170-175.

[62] XU Z X, ZHANG N L, WANG Y Q, et al. Statistical validation of traditional Chinese medicine syndrome postulates in the context of patients with cardiovascular disease[J]. J Altern Compl Med, 2013, 19(10)：799-804.

[63] LIU G P, YAN J J, WANG Y Q, et al. Application of multilabel learning using the relevant feature for each label in chronic gastritis syndrome diagnosis[J]. Evid Based Complement Med, 2012, 10(3)：1-9.

［64］丁宏娟,何建成.计算机中医问诊系统的临床验证研究［J］.辽宁中医杂志,
2010,37(11)：2138－2139.

［65］罗瑞静,何建成.中医智能化问诊系统开发及应用前景［J］.时珍国医国药,
2014,25(7)：1797.

［66］曹云,卢毅,陈建新,等.基于机器学习的胃食管反流病中医智能辨证模型的
应用［J］.北京中医药大学学报,2019,42(10)：869－874.

［67］任雪,郭艳.基于主动集成学习的中医智能诊断模型及构建方法［J］.中国循
证医学杂志,2019,19(9)：1118－1123.

［68］王忆勤.中医诊断技术发展及四诊信息融合研究［J］.上海中医药大学学报,
2019,33(1)：1－7.

［69］刘晶晶,张新颖,桂莉,等.人工智能在军事医学中的应用现状及展望［J］.医
疗卫生装备,2021,42(4)：92－97.

［70］蒋西然,蒋韬,孙嘉瑶,等.深度学习人工智能技术在医学影像辅助分析中的
应用［J］.中国医疗设备,2021,36(6)：164－171.

［71］ZHU B, LIU J Z, CAULEY S F, et al. Image reconstruction by domain-
transform manifold learning［J］. Nature, 2018, 555(7697)：487 － 492.

［72］AKKUS Z, GALIMZIANOVA A, HOOGI A, et al. Deep learning for brain
MRI segmentation：State of the art and future directions［J］. Journal of
Digital Imaging, 30(4)：449 － 459.

［73］WANG J, DUAN L, LI H Z,et al. Construction of an artificial intelligence
Traditional Chinese Medicine diagnosis and treatment model based on
syndrome elements and small-sample data［J］. Engineering, 2022, 8(1)：
29 － 32.

［74］杨涛,王欣宇,朱垚,等.大语言模型驱动的中医智能诊疗研究思路与方法
［J］.南京中医药大学学报,2023,39(10)：967－971.

［75］刘学博,户保田,陈科海,等.大模型关键技术与未来发展方向——从
ChatGPT 谈起［J］.中国科学基金,2023,37(5)：758－766.

［76］王泰一,靳擎,范梦月,等.GPT 还是 GLM？大模型应用于中医药现代化的

机遇与挑战[J].中国药理学与毒理学杂志,2023,37(S1):5-9.

[77] ZHAO W X, ZHOU K, LI J, et al. A survey of large language models[J]. arXiv preprint arXiv:230318223,2023.

[78] ZHOU E, SHEN Q, HOU Y. Integrating artificial intelligence into the modernization of traditional Chinese medicine industry:a review [J]. Frontiers in Pharmacology,2024,15:1181183.

[79] 林静怡,李诗翮,郭义,等.人工智能助力中医药发展现状、问题及建议[J].世界中医药,2022,17(6):864-867.

[80] YANG S, ZHAO H, ZHU S, et al. Zhongjing:Enhancing the chinese medical capabilities of large language model through expert feedback and real-world multi-turn dialogue;proceedings of the Proceedings of the AAAI Conference on Artificial Intelligence,F,2024 [C].

[81] 刘蓬然,霍彤彤,陆林,等.人工智能在医学中的应用现状与展望 [J].中华医学杂志,2021,101(44):3677-3683.

[82] ZHANG S, WANG W, PI X, et al. Advances in the application of traditional chinese medicine using artificial intelligence:a review [J]. The American journal of Chinese medicine,2023,51(5):1067-1083.

[83] 宋逸杰,马素亚,戴亚盛,等.人工智能辅助中医辨证的关键问题与技术挑战[J].中国工程科学,2024,26(2):234-244.

[84] 魏佳,蒋理,穆原,等.机器学习在检验医学中的应用进展与挑战[J].中华检验医学杂志,2022,45(12):1288-1292.

[85] HAN H, LIU X. The challenges of explainable AI in biomedical data science [J]. BMC bioinformatics,2022,22(Suppl 12):443.

[86] 夏鑫,牟玮,李艳芬,等.基于机器学习技术挖掘中医名家医案数据的方法探讨[J].医学新知,2024,34(4):448-457.

[87] ZHOU H, GU B, ZOU X, et al. A survey of large language models in medicine:Progress,application,and challenge [J]. arXiv preprint arXiv:231105112,2023.

[88] COMBI C. Editorial from the new Editor-in-Chief: Artificial Intelligence in Medicine and the forthcoming challenges [J]. Artif Intell Med，2017(76)：37-39.

[89] 吴凡. 预约挂号在移动互联网中的设计与实现[D]. 长春：吉林大学,2015.

[90] SHEN D，WU G，ZHANG D，et al. Machine learning in medical imaging [J]. Comput Med Imaging Graph, 2015(41)：1-2.

[91] 聂莉莉,李传富,许晓倩,等. 人工智能在医学诊断知识图谱构建中的应用研究[J]. 医学信息学杂志,2018,39(6)：7-12.

[92] 姚敬心,邓文祥,李静,等. 中医辅助诊疗系统在医疗活动中的应用现状及发展分析[J]. 中国中医药现代远程教育,2019,17(15)：55-57.

[93] 刘步青. 人机协同系统的推理机制及其哲学意蕴[D]. 上海：华东师范大学,2016.

[94] TACK P，VICTOR J，GEMMEL P，et al. 3D-printing techniques in a medical setting：a systematic literature review [J]. Biomed Eng Online，2016,15(1)：115.

[95] 李海鲲,胡存刚,宗仁鹤,等. 基于数据库的中医专家诊断系统的研究[J]. 微处理机,2005,2(1)：26-28.

[96] MUKHOPADHYAY A，REYNOLDS H R，PHILLIPS L M，et al. Cluster-randomized trial comparing ambulatory decision support tools to improve heart failure care[J]. J Am Coll Cardiol，2023,81(14)：1303-1316.

[97] 陈靖,许斌. 医养结合背景下"中医药＋智慧养老"的思考[J]. 医学信息学杂志,2021,42(10)：60-63,76.

[98] 林桂永,李丹,陈慧,等. 中医治未病思想与健康管理模式的研究初探[J]. 现代养生,2017(10)：177-178.

[99] 向运华,王晓慧. 人工智能时代老年健康管理研究[J]. 新疆师范大学学报(哲学社会科学版),2019,40(4)：98-107.

[100] ATTIA ZI，NOSEWORTHY PA，LOPEZ-JIMENEZ F,et al. An artificial

intelligence-enabled ECG algorithm for the identification of patients with atrial fibrillation during sinus rhythm: A retrospective analysis of outcome prediction[J]. Lancet, 2019, 394(10201): 861 - 867.

[101] KARIO K, NOMURA A, HARADA N, et al. A multicenter clinical trial to assess the efficacy of the digital therapeutics for essential hypertension: Rationale and design of the HERB-DH1 trial [J]. J Clin Hypertens (Greenwich), 2020,22(9): 1713 - 1722.

[102] KARIO K, NOMURA A, HARADA N, et al. Efficacy of a digital therapeutics system in the management of essential hypertension: the HERB-DH1 pivotal trial[J]. Eur Heart J, 2021, 42(40): 4111 - 4122.

[103] KARIO K, HARADA N, OKURA A. The first software as medical device of evidence-based hypertension digital therapeutics for clinical practice[J]. Hypertens Res, 2022, 45(12): 1899 - 1905.

[104] 刘世雄. 基于中医药文本的用药知识发现与知识库建立研究[D]. 南昌: 江西中医药大学, 2023.

[105] 熊旺平, 刘世雄. 基于知识图谱的中药智能服药服务系统的研究[J]. 现代信息科技, 2023, 7(18): 137 - 141, 149.

[106] 黄永亮, 吴萍, 杨婷, 等. 中药智慧药学服务的实践与技术分析[J]. 医药导报, 2024, 43(1): 59 - 63.

[107] 叶小燕, 裘小丽, 许欢. "互联网＋中药房"模式下中医院药房管理模式的构建与成效[J]. 中医药管理杂志, 2022, 30(14): 131 - 133.